不調女子のカラダよろこぶ

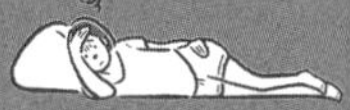

栄養BOOK

Akemi Sugiyama　杉山明美

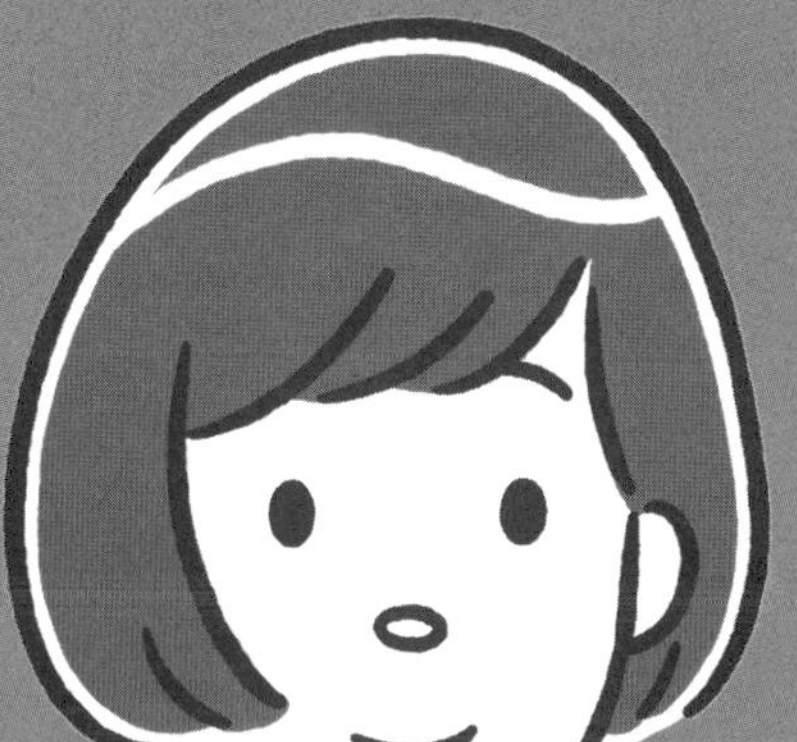

徳間書店

はじめに

食べ方を変えるとカラダが変わる！

カラダが変わると生き方が変わる！

生き方が変わると人生の質が変わる！


女性は、カラダも心も不調に陥りやすい傾向にあります。

冷え性がひどい、めまいがする、生理痛がしんどい、いつも疲れが残っていてだるい、やる気が出ない……みんな何かしらの悩みを抱えながら生活しています。

病院で診てもらうと薬を処方してくれたりするのですが、調子のいい時

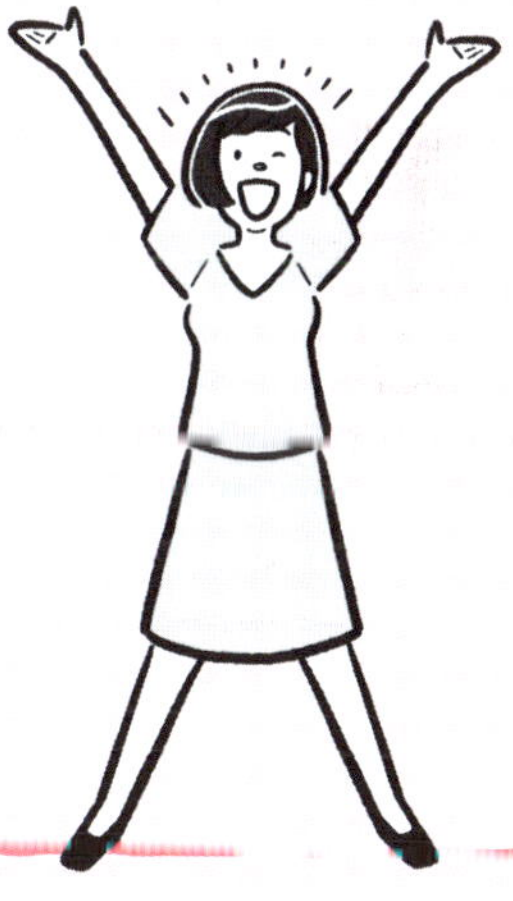

間はなぜか長続きしません。結局、不調が慢性化してしまい、つらい毎日を送ることになるのです。

私は長年バレーボール選手として活動してきたので、周りから「カラダは丈夫なのだろう」と思われがちです。

でも、20代後半から30代は体調が悪く、自分のカラダや心を思うようにコントロールできずにいました。その頃は朝起きるのが大変で、バレーボールの練習をどうにかこなした後は、ほとんど何もできないような状況でした。

そんな毎日を送り、分子整合栄養学を学ぶ中で気づいたのが、カラダや心の不調は栄養不足が原因かもしれないということです。

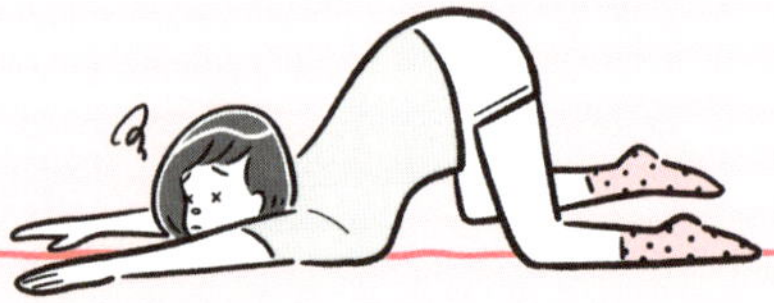

あたり前のことですが、栄養は大事です。でも最近は、女性を中心に栄養不足の人が増えています。女性はダイエット意識が高く、1日に必要なエネルギーを十分にとれていない人が少なくありません。

栄養不足はカラダや心の不調につながります。冷え性や生理痛などには日頃摂取している栄養成分が大いに関係していますし、毎日が憂鬱、やる気・集中力が続かないといったメンタル面の不調に関しても、根本的な原因は栄養不足にあります。

不調を改善するにはどうすればいいのかというと、まずは栄養について正しく理解して、食事のとり方を見直してみることです。

たとえば、めまいに悩んでいるなら朝ごはんに目玉焼きを食べる、便秘がちならキウイを食べる、肌の劣化が気になるならカカオ濃度の高いチョコレートを食べる。

そんな簡単な心がけでカラダは変わっていきます。

実際、私も自分に合った栄養のとり方に変えていくことで、つらかった症状がひとつひとつ消えていきました。

体調が悪い頃の私は、イライラしてすぐにキレたり、異常に落ち込んでしまうことがよくありましたが、今はイライラすることがほとんどありません。元気をとり戻し、生き方が変わったことで、人生の質も上がったと思います。

この本は健康や美容にいい食事のとり方を、図やイラストとともにわかりやすく解説しています。全部読まなくても、右ページのポイントと、左ページの図解だけ見れば理解できるようなつくりにしました。

今はいろいろな健康法・美容法がありますが、まずはいちばん身近な食事から変えてみませんか。自分のカラダが変われば、生き方も人生も変わっていきます。この本が変わろうとするあなたのお役に立てれば幸いです。

杉山　明美

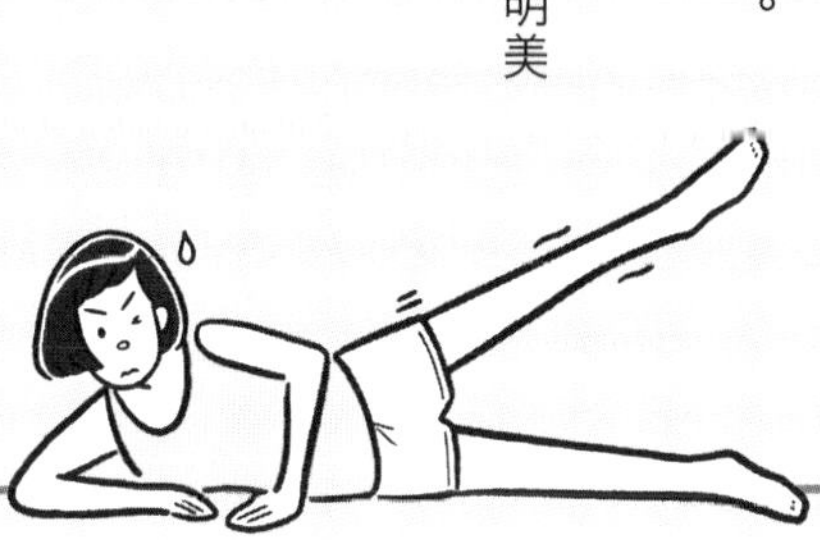

不調女子のカラダよろこぶ栄養BOOK●もくじ

Part ② カラダがラクになる食べ方

Part ③ キレイになる・やせる食べ方

Part④ 生活の質を上げる食べ方

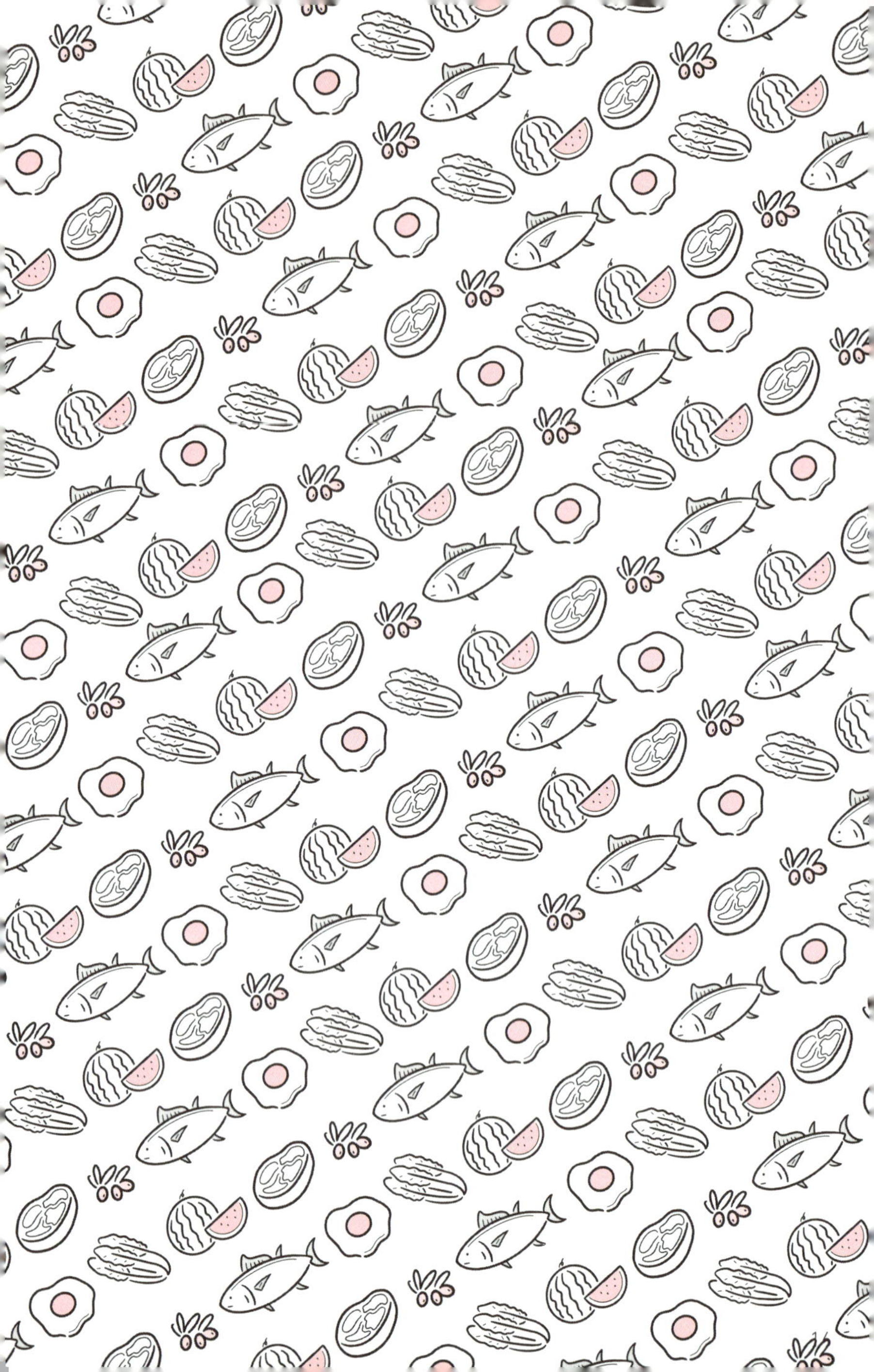

Part
1
カラダめざめる
食べ方

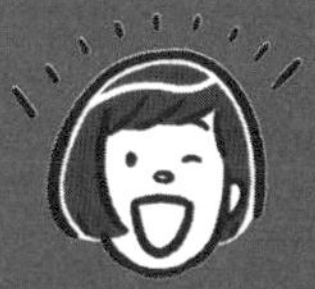

疲れがとれないなら、豚肉を食べる

Point

- ビタミンB群が不足していると、疲れがとれない。
- 糖質をエネルギーに変えるには、ビタミンB1の助けが必要になる。
- 「疲労回復のビタミン」と呼ばれるビタミンB1を豊富に含んでいるのが豚肉。
- 豚肉を食べると糖質がエネルギーに変わり、疲れを軽減する。

ビタミンB1が糖質をエネルギーに変える

糖質をエネルギーへ変換する際に必要。心身を活性化させ、健康な状態に保つ効果があり、「疲労回復のビタミン」と呼ばれる。
例 **豚肉、ウナギ、レバーなど。**

カラダの主要なエネルギー源。消化・吸収されると血液とともに全身をめぐってエネルギーになる。
例 **ごはん、パン、麺、果物、砂糖など。**

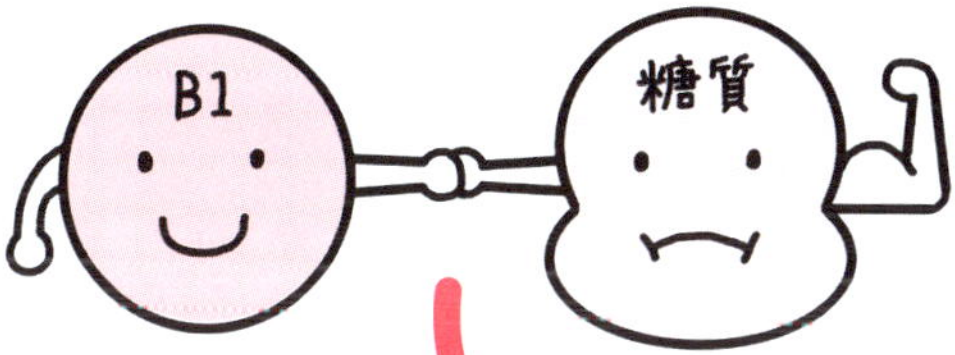

糖質は重要な栄養素だが、ビタミンB1が不足しているとエネルギーへの変換効率が悪くなり、疲れがたまってしまう。糖質を機能させるためにビタミンB1をとろう！

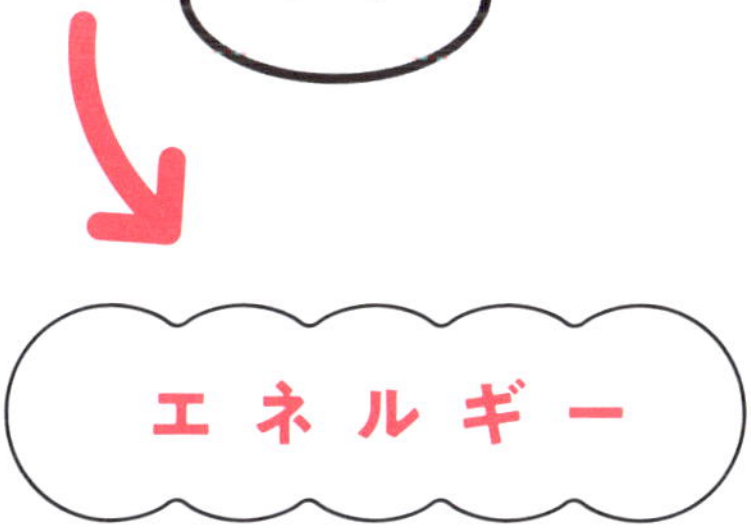

ちゃんと食事をとっているのに疲れが抜けず、倦怠感がある――。そんな人は、ビタミンB群が不足しているのかもしれません。

ごはんを食べたとしても、糖質をエネルギーに変えることができないと、疲れがたまります。しかも、糖質は脂肪に変わるので、お腹まわりなどがプヨプヨになってしまいます。

糖質をエネルギーに変える際に欠かせないのがビタミンB群。

たとえば、豚肉は「疲労回復のビタミン」と呼ばれるビタミンB１を豊富に含んでいる食品の代表格で、疲れたときに食べると、疲労感を軽減することができます。

疲れが抜けない人は、豚肉を食べて糖質をエネルギーに変え、パワフル生活を送りましょう。

ビタミンB群は、まとめてとるといい

Point

- ビタミンB群は8種類あり、みんなで助け合ってはたらいている。
- ビタミンB群はまとめてとったほうが効果的。
- 口内炎はビタミンB2、ビタミンB6を中心にとると治りやすい。

助け合ってはたらくビタミンB群

ビタミンB1
糖質をエネルギーに変換したり、皮膚や粘膜の健康を維持する。例 肉、豆、チーズ、牛乳、緑黄色野菜など。

ビタミンB2
糖質や脂質、タンパク質をエネルギーに変換したり、皮膚や粘膜の健康を維持する。例 肉、卵黄、緑黄色野菜など。

ビタミンB6
タンパク質をエネルギーに変換したり、筋肉や血液などが作られる際にはたらく。例 レバー、肉、魚、卵、乳、豆など。

ビタミンB12
脳からの指令を伝える神経を正常化したり、葉酸とともにヘモグロビン生成を助ける。例 レバー、肉、魚、卵、チーズなど。

ナイアシン
糖質、脂質、タンパク質をエネルギーに変換する際、酵素を補助する。例 肉、卵、緑黄色野菜、果物など。

パントテン酸
糖質、脂質、タンパク質の代謝を助ける。例 レバー、卵黄、豆類など。

葉酸
胎児の正常な発育や赤血球の細胞の形成を助ける。例 レバー、緑黄色野菜など。

ビオチン
皮膚や髪の毛を健康に保ったり、筋肉痛を和らげたりする。例 レバー、卵黄など。

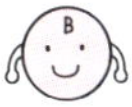

ビタミンB群は、助け合ってはたらく。
摂取する際には、まとめてとるほうがより効果を発揮する。

ビタミンB群は、全部で8種類（B1、B2、B6、B12、ナイアシン、ビオチン、パントテン酸、葉酸）あります。みんなで助け合ってはたらいているので、一緒にとると、より効果を発揮します。

たとえば、口内炎ができてしまったときです。口内炎はストレスや寝不足でビタミンB群を消耗しているときにできます。なので、皮膚や粘膜の成長を促すビタミンB2とビタミンB6を中心に、ビタミンB群をとるようにしましょう。

具体的な料理としては、鶏のささみピカタはどうでしょう。鶏のささみにはビタミンB6が卵にはビタミンB2が多く含まれています。ささみを薄くなるまで叩いて塩こしょうし、小麦粉を振ったら、溶き卵にくぐらせて焼くだけです。

風邪を予防し、早く治すためにはビタミンCをとる

Point

- 風邪を治す薬はない。
- 風邪のウイルスは白血球が退治してくれる。
- 白血球のはたらきを活性化するのがビタミンC。
- 風邪対策としては、ビタミンCを積極的にとりたい。

ビタミンCと白血球の関係

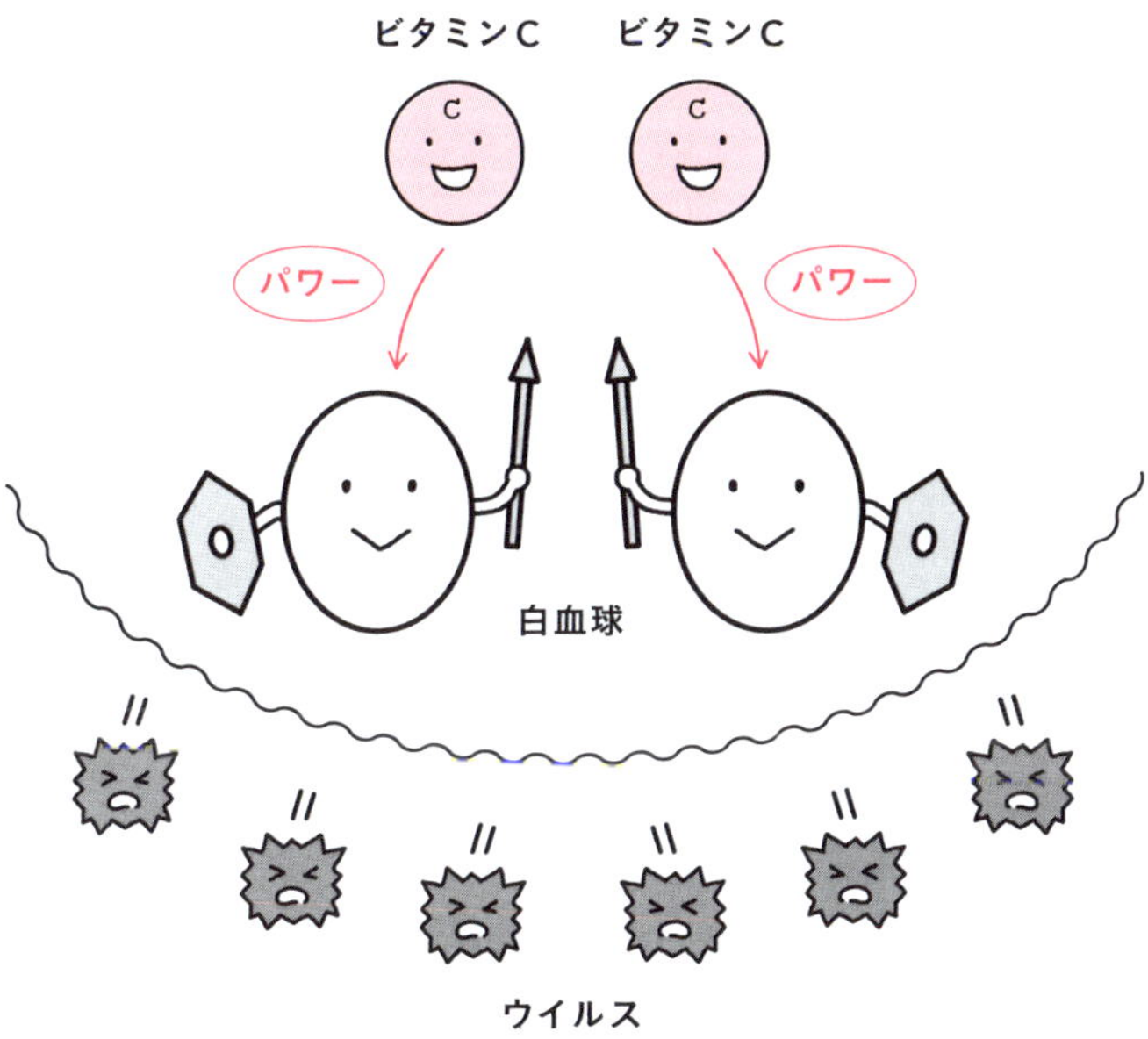

ウイルスを退治するのは**白血球**の役割。
ビタミンCは、その白血球のはたらきを活性化する。

風邪の主な原因は菌ではなく、ウイルスです。風邪をひくと病院で抗生物質を処方されることがありますが、ウイルスに抗生物質は効きません。

では、何がウイルスを退治してくれるのでしょうか。それは白血球です。

白血球はウイルスをいち早く捕まえて退治してくれます。どれだけ早く捕まえられるか（自走能）は、ビタミンCの力にかかっています。ビタミンCには白血球のはたらきを強めて免疫力を高めたり、体内での感染を除去するはたらきがあるのです。

いまや多くの風邪薬にビタミンCが配合されています。「ミカンを食べると風邪をひかない」といわれるのも、ミカンがビタミンCを豊富に含んでいるから。風邪対策にはビタミンCです。

ビタミンCの摂取量は多いほうがいい

Point

- ビタミンCをたくさんとると、カラダの必要部分に蓄積される。
- 大量にとっても、尿から排出されることはない。
- 新鮮な野菜や果物、サプリメントで1日5000~10000mg以上のビタミンCをとれると理想的。

ビタミンCの効果的なとり方

① 生で新鮮なうちに食べる

できるだけ生で食べる。洗浄する場合、ビタミンCが水に溶けないように素早く洗う。また、ビタミンCは保存しているあいだにどんどん失われていくので、新鮮なうちに食べる。

② 細かく切りすぎない

細かく切ると、ビタミンCの損失は大きくなる。粗めの千切りなら損失が少なくてすむ。

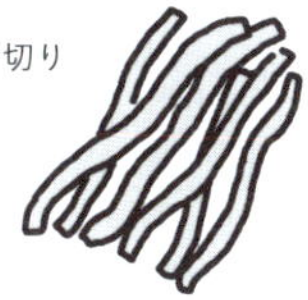
粗い千切り

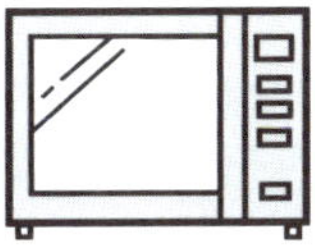

③ ゆでるより蒸す

長くゆでていると、ビタミンCが流出してしまう。細かく切って断面の大きいものほど損失量も大きい。なるべく水にさらさないように、レンジで温めたり蒸したりするほうが損失は少ない。

ビタミンCをたくさんとったとしても、尿として流れてしまうので意味がない——。そんな話を聞いたことがありませんか？

実は、これは間違いです。ビタミンCは副腎、目の水晶体、脳の下垂体など、ビタミンCを必要としている部位に蓄積されるのです。できれば、1日あたり500〜1000㎎のビタミンCをとりたいところ。新鮮な果物や野菜に多く含まれているので、たくさん食べましょう。

足りなければ、サプリメントで補うのも手です。ただし、サプリで必要量以上をとると下痢してしまいます。下痢する寸前の量がちょうどいい分量ということです。

また、ビタミンCを食品でとる際には注意が必要です。ビタミンCは水に溶けやすく、加熱に弱い。この特質をふまえて調理しましょう。

朝の目玉焼きで、めまいしらず

Point

- めまいの原因のひとつに、脳の酸素不足がある。
- 脳に酸素を運ぶのはヘモグロビンというタンパク質。
- カラダに十分な量のタンパク質がないと、脳に酸素を運べない。
- 朝に目玉焼きを2個食べられれば、めまいを感じにくくなる。

食品ごとのタンパク質の含有量

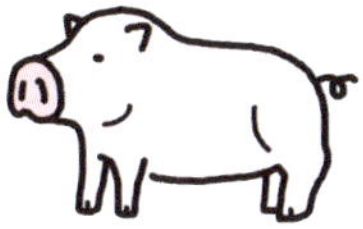

豚肉

1食あたりの量：100g
含有量：22.7g

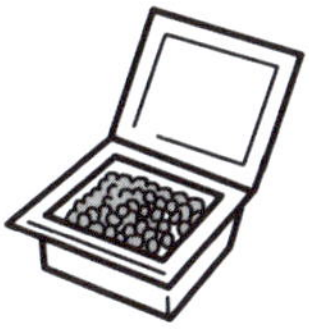

納豆

1食あたりの量：40g
含有量：6.6g

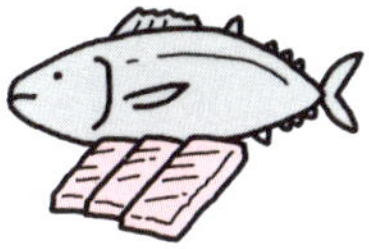

マグロ

1食あたりの量：100g
含有量：26.4g

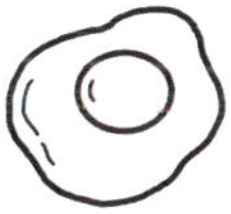

卵

1食あたりの量：100g（2個）
含有量：12.3g

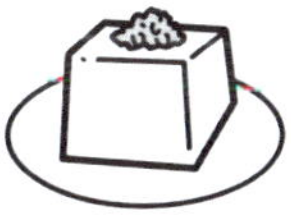

豆腐（木綿）

1食あたりの量：150g
含有量：9.9g

脳に酸素が不足すると、めまいが起こります。脳に酸素を運んでいるのはタンパク質。つまり、タンパク質はトラックのような役割を担っているのです。したがって、タンパク質が不足している場合、頭位めまい症など一過性の立ちくらみが起こりえます。

では、タンパク質をどれくらいとればいいのでしょうか。

一般的には1回20〜30gといわれていますが、実際にはタンパク質消化酵素がどれだけでているか、胃腸がどれだけ動いて吸収しているかで決まります。

目安は、朝に目玉焼きを2個食べられればOK。最初は1個、次に2個にしてみて、ムカムカするなどの胃腸の不快感がなければ消化がうまくいっている証拠です。

鉄分をとるなら、非ヘム鉄ではなく、ヘム鉄にしよう

Point

- 鉄には、ヘム鉄と非ヘム鉄の2種類がある。
- 肉や、魚など動物性の食品に多く含まれているのがヘム鉄。野菜、大豆、海草など植物性の食品に多く含まれているのが非ヘム鉄。
- カラダへの吸収率はヘム鉄のほうが断然高いので、鉄不足の人はヘム鉄をたくさんとるようにしたい。

ヘム鉄と非ヘム鉄の違い

ヘム鉄

肉、魚など動物性の食品に多く含まれている。体内への吸収率は15～30%と高い。

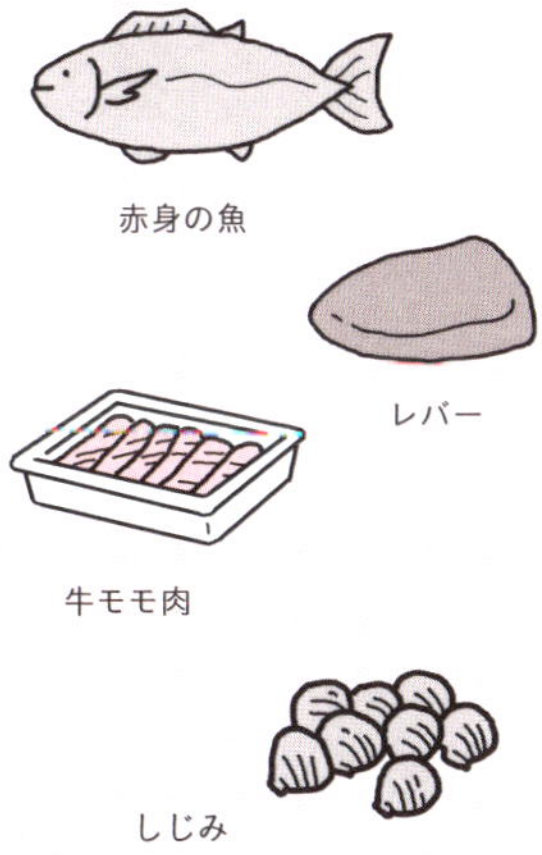
赤身の魚
レバー
牛モモ肉
しじみ

非ヘム鉄

野菜、大豆、海藻など植物性の食品に多く含まれている。体内への吸収率は5%以下と低い。

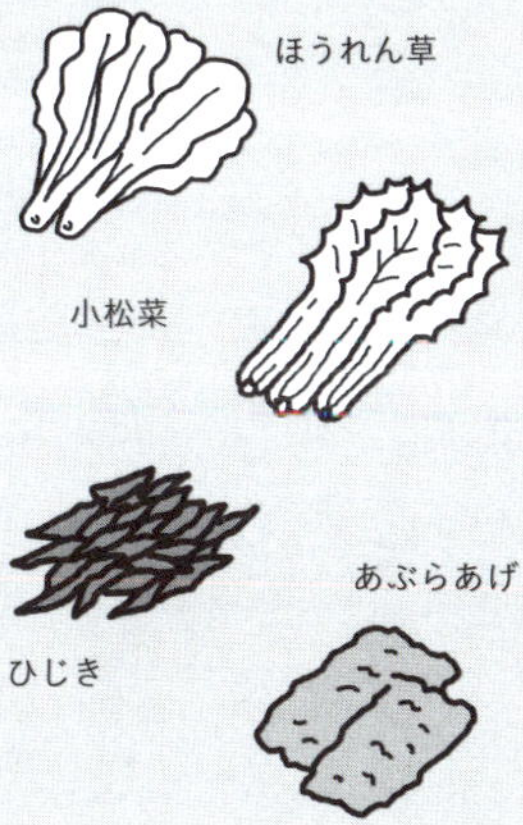
ほうれん草
小松菜
あぶらあげ
ひじき

食品に含まれる鉄には、ヘム鉄と非ヘム鉄の2タイプがあります。ヘム鉄は肉、魚など動物性の食品に多く含まれる鉄で、非ヘム鉄は野菜、大豆、海藻など植物性の食品に多く含まれる鉄です。

ヘム鉄と非ヘム鉄どちらも鉄分であることに変わりはありません。では、その違いは何かというとズバリ、吸収率。ヘム鉄は体内への吸収率が高く、非ヘム鉄は吸収率が低いのです。

具体的には、ヘム鉄の吸収率が15～30％なのに対し、非ヘム鉄は5％以下しかありません。その差は歴然としています。

貧血気味で鉄をとらなくちゃという人は、非ヘム鉄ではなくヘム鉄をとりましょう。サプリメントにも「ヘム鉄」の表示がついている安全なものを選ぶと効果的です。

顔色が悪い人は、鉄と一緒にビタミンCをとろう

Point

- 顔色がいいのは、血液中に赤いヘモグロビンがたくさんあるから。
- 鉄不足になると、血液中のヘモグロビンが不足して酸素が足りなくなり、顔色が青白くなる。
- 鉄と一緒にビタミンCをとると、鉄の吸収率がアップする。
- おすすめ料理は、牛肉ステーキのブロッコリー添え。

鉄＋ビタミンCで吸収率アップ！

鉄の吸収率

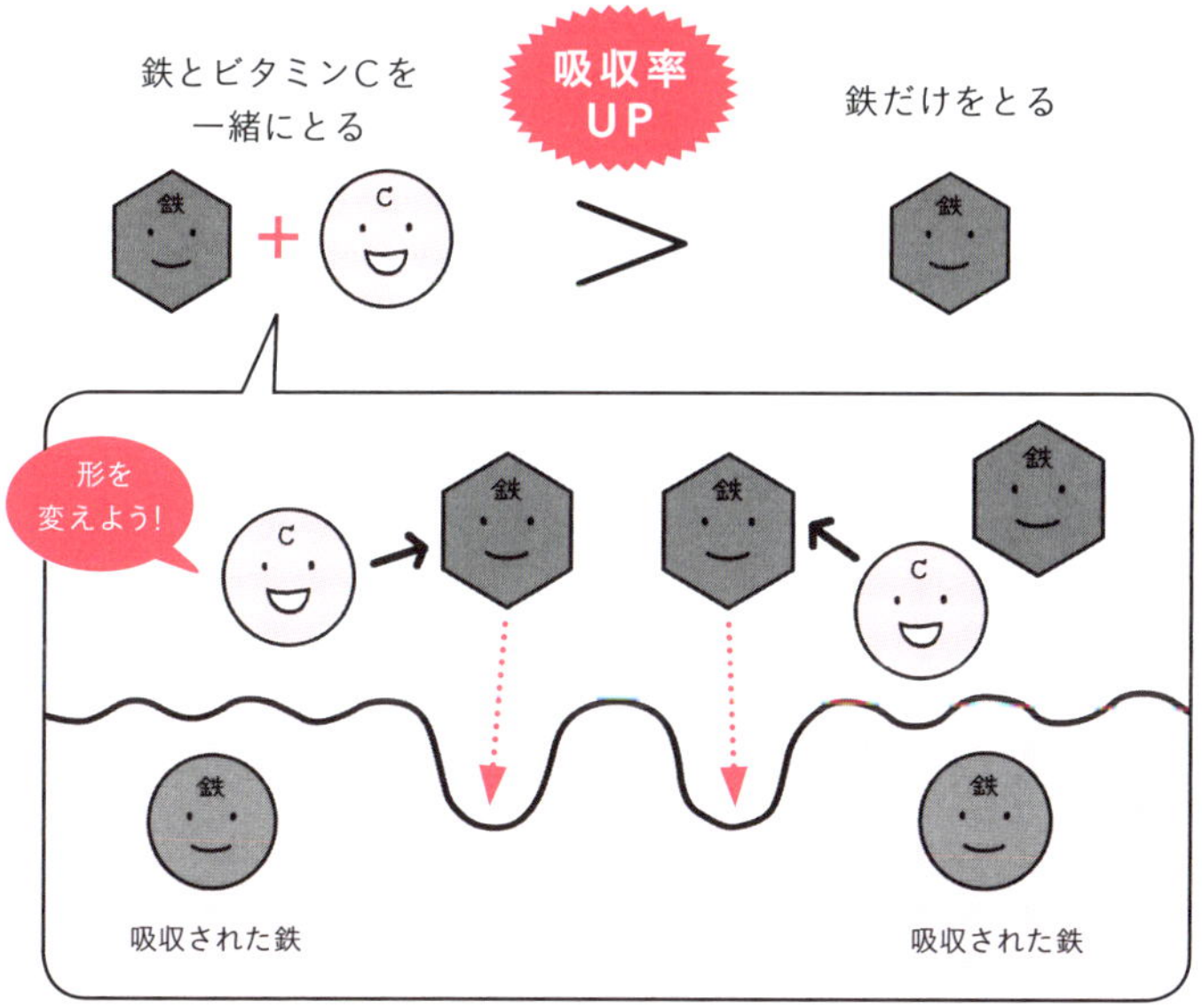

そのままでは吸収されにくい鉄を、
ビタミンCが吸収しやすい形にしてくれる。

鉄不足の典型的な症状のひとつとして、顔色の悪さがあげられます。酸素と鉄が結合して形成される赤いヘモグロビンが血液中にたくさんあるとき、顔色はいいです。でもヘモグロビンが不足すると、顔色が青白くなってしまうのです。

そんなときには積極的に鉄を摂取したいところですが、実は鉄の吸収率をアップさせる方法があります。鉄と一緒にビタミンCをとるのです。具体的な料理としては、牛肉ステーキのブロッコリー添えがいいでしょう。

牛肉には体内への吸収率が高いヘム鉄が豊富に含まれており、ブロッコリーはビタミンCの含有率の高い野菜です。この2つを一緒に食べると、なんと吸収率が2倍になるのです。これなら効率的に鉄を摂取できますね。

プルーンをたくさん食べても、鉄は補給できない

Point

- プルーンは鉄を豊富に含んでいる果物という印象があるが、実はほとんど含んでいない。
- プルーンの鉄は、非ヘム鉄なので吸収率が悪い。しかも食物繊維に包まれているため、プルーンから鉄を摂取するのは難しい。

プルーンに含まれている鉄の量は？

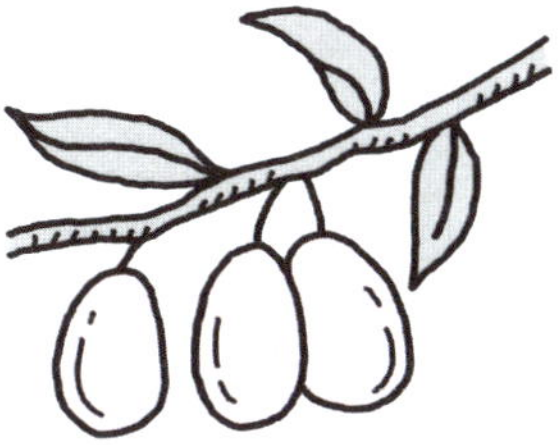

プルーン100gあたりの鉄含有量

1.0㎎

世間でいわれているほど、
鉄の含有量は多くない！

その他の食品の鉄含有量

（100gあたり）

豚レバー	13㎎
鶏レバー	9㎎
ヒジキ	6.2㎎
卵黄	6㎎
馬肉	4.3㎎
アサリ	3.8㎎
切り干しダイコン	3.1㎎
カツオ	1.9㎎

生のままでもドライフルーツにしてもおいしい果物、プルーン。栄養価が高い〝スーパーフード〟といわれることもあります。

日本では鉄分たっぷりというイメージが定着していますが、そのイメージは幻想でしかありません。

ドライプルーンの鉄の含有量は100gあたり1.0㎎。豚レバー13㎎、鶏レバー9㎎と比べると、微々たるもの。しかも、プルーンに含まれている鉄は非ヘム鉄なので、カラダへの吸収率も高くありません。そのうえ、プルーンの鉄はペクチンという食物繊維の一種に包まれているのですが、人間はペクチンを消化する酵素をもっていません。

つまり、プルーンからは鉄を吸収することができないのです。イメージにとらわれすぎると危険ということです。

〝肉食女子〟になることがやる気・集中力アップのカギ

Point

- やる気・集中力の有無は気持ちの問題ではなく、脳の栄養が足りているかどうかの問題。
- 脳が必要とする栄養を十分にとり、神経伝達物質の分泌を正常にすることが重要。
- タンパク質、ビタミンB群、鉄が、神経伝達物質の正常分泌のカギになる。それらをたくさん含んでいる肉を積極的に食べよう。

神経伝達物質と肉の関係

ドーパミン

分泌が低下すると、やる気がなくなる。食欲、性欲も失われる。過剰になると妄想や幻覚が出ることも。

ノルアドレナリン

分泌が低下すると意欲が低下し、うつ状態に。過剰になると攻撃性、イライラ、不安感が増す。

セロトニン

分泌が低下すると、ネガティブになったり、悲しくなったりする。また神経伝達物質全体のバランスをとっている。

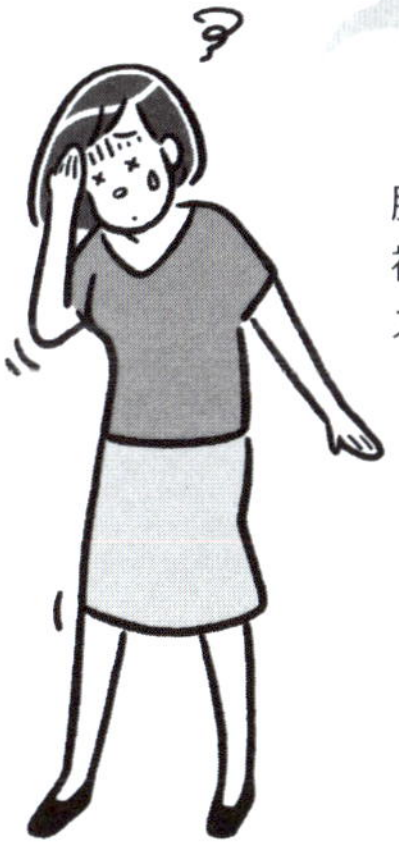

脳に栄養が行かないと、神経伝達物質のバランスを正常に保てない。

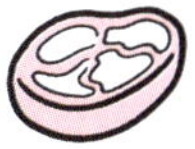

肉を食べれば、脳に栄養が行き渡り、やる気・集中力をキープできる！

やる気・集中力が出ないのは気持ちが足りないからだと思っていたら、それは大きな間違い。足りないのは脳の栄養です。

やる気や集中力の元は、脳で作られるドーパミンや、ノルアドレナリン、セロトニンといった神経伝達物質です。これらの分泌量が低下すると、集中力や意欲も下がります。

脳で神経伝達物質を作るには、タンパク質とビタミンB群と鉄が必要です。それらのうち、どの栄養素が不足しても、感情のコントロールが難しくなります。

牛肉にはタンパク質と鉄が、豚肉にはタンパク質とビタミンB群が含まれています。つまり、肉がやる気・集中力アップのカギということ。生姜焼き定食やステーキ定食を食べる肉食女子は、間違いなく元気女子なはずです。

シリアルバーや野菜ジュースの朝ごはんが、やる気・集中力をそいでいる

Point

- ストレスが大きければ大きいほど、副腎の疲れがひどくなる。
- 副腎が疲れていると、やる気・集中力の低下につながる。朝食もきちんと作れず、シリアルバーや野菜ジュースで済ますことが多くなる。
- シリアルバーや野菜ジュースは砂糖たっぷり。ますます副腎が疲れてしまう。

シリアルバーや野菜ジュースの実態は？

● シリアルバー
（37g）

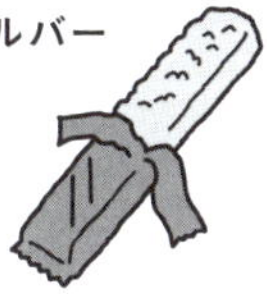

カロリー：195kcal
糖質：20g

● 野菜ジュース
（200mℓ）

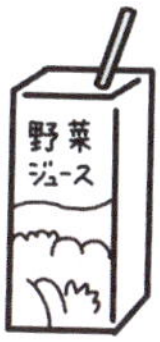

カロリー：85kcal
糖質：17g

● チョコレート菓子
（1袋35g）

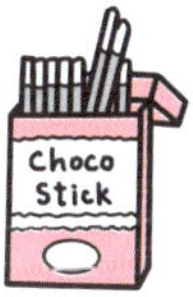

カロリー：180kcal
糖質：20g

● コーラ
（200mℓ）

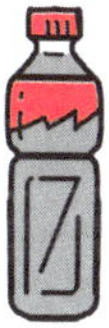

カロリー：90kcal
糖質：22g

シリアルバーや野菜ジュースは一見、健康によさそうだが、
お菓子やジュースを食べるのとあまり変わらない！

ストレスの多い毎日を送っていると、副腎がストレスに対抗するコルチゾールというホルモンを出し続けるため、疲れ果ててしまいます。副腎が疲れている人は、なかなかやる気が出ず、集中力も低下。周囲から「怠け者」の烙印《らくいん》を押されてしまいます。

そんな状態の人は、シリアルバーや野菜ジュースを朝食代わりにしていることが多いです。疲労でちゃんとした朝食が作れないため、そうした食品に頼ってしまうのでしょう。

一見、シリアルバーや野菜ジュースは栄養がありそうですが、実際は砂糖たっぷりのお菓子やジュースとそう変わりません。過剰な糖質は血糖値の乱れを招き、腸の炎症につながります。副腎はそれに対応すべくはたらくので、ますます疲れが大きくなります。

筋力アップのためには運動だけでなく栄養が重要

Point

- トレーニングだけをしていても、引き締まったきれいなカラダを作ることはできない。
- トレーニングの前後で適切な栄養をとることが大切。
- トレーニング前には、エネルギーとなる糖質の多い食品をとる。
- トレーニング後には、筋肉を修復するタンパク質とエネルギーを補充する糖質をとる。

トレーニング前後の栄養のとり方

トレーニング前

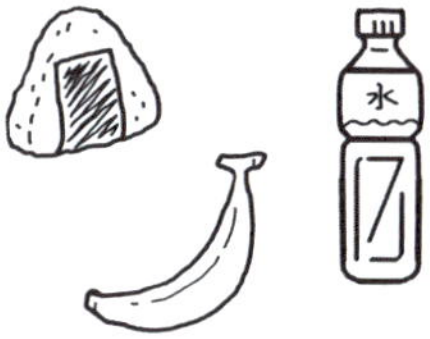

エネルギーとなる糖質の食品をとる。おにぎり1個かバナナ1本を、水分と一緒にとるのがおすすめ。時間がないときは、運動の30分前にBCAAをとってもいい。

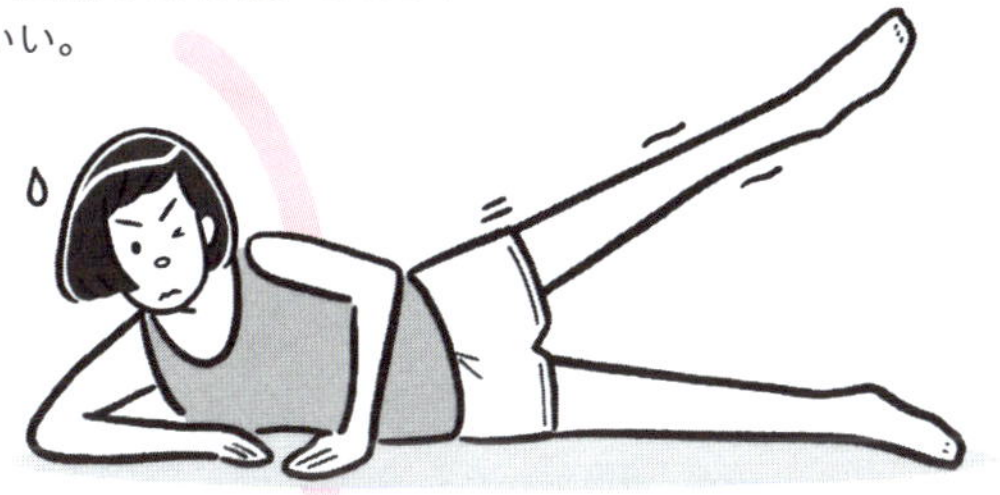

トレーニング後

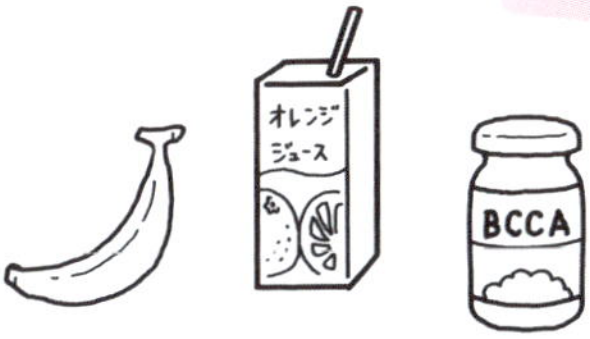

筋肉の修復とエネルギー補充にタンパク質と糖質を一緒にとる。バナナ1本とBCAA、オレンジジュースを運動後10分以内にとるのがおすすめ。

引き締ったきれいなカラダを効率よく作りたいなら、トレーニング前後の栄養のとり方を工夫しましょう。

トレーニング前には、エネルギーとなる糖質の多い食品をとります。空腹で運動すると、エネルギーを確保するために筋肉を壊してしまうからです。具体的には、おにぎり1個かバナナ1本をとるのがおすすめです。

トレーニング後には、筋肉を修復し、筋肉に貯蔵されているエネルギーを補充するため、タンパク質と糖質を一緒にとります。具体的にはバナナ1本とBCAAと呼ばれるアミノ酸、オレンジジュースを運動後10分以内にとります。

こうすると運動で失われたエネルギーを補充できるだけでなく、筋肉の修復速度を3倍に引き上げることができます。

糖質制限しながらの筋力アップはトラブルを招く恐れあり

Point

- 糖質制限をしていると、必要なエネルギーを作ることができない。
- エネルギーが不足すると筋肉がつかなかったり、体調が悪くなるなどのトラブルが生じる。
- 筋肉をつけたいなら、ふだんから必要なカロリー量をとっておくことが重要。

ダイエットとカラダ作り

ごはんやパンなど糖質が多く含まれている食品を減らす糖質制限ダイエットと、筋力アップためのトレーニングを並行して行なうとどうなるか？

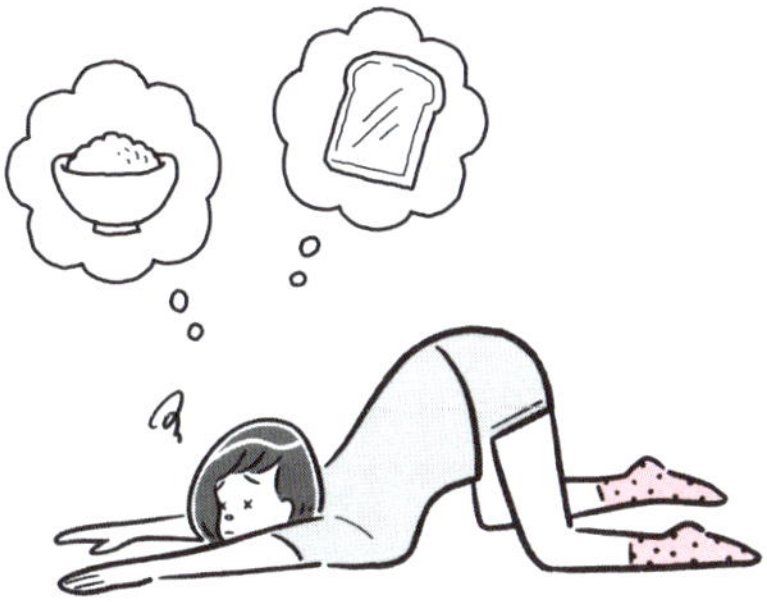

糖質が足りない ▶ 必要なエネルギーを作れず、筋肉の修復がうまくいかない。

カロリー量が足りない ▶ タンパク質がカロリーに使われてしまい、筋肉の材料にならない。体調も悪化。

カラダ作りを成功させたいなら、糖質制限をすべきかどうかよく考えよう。

ジムに通ってトレーニングに励んでいるのに、いっこうに筋肉がつかないとか、かえって体調が悪くなったという人がいます。

そのように嘆く人にありがちなのが、ふだん糖質制限していて、必要なエネルギーが足りていないというケースです。

体調を維持しつつ筋肉をつけたいなら、必要なカロリー量をちゃんととれていることが大前提です。

カロリー量が足りないと、せっかくとったタンパク質がカロリーに使われてしまい、筋肉の材料にならなかったり、体調を崩したりすることがあるのです。

糖質制限とトレーニングの相性はよくない、と覚えておきましょう。

Part 1のおさらい

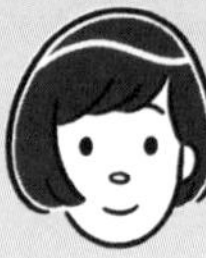

- ☑ 豚肉は「疲労回復のビタミン」。疲れがとれないときに食べたい
- ☑ ビタミンB群は全部で8種類。まとめてとると効果が上がる
- ☑ 風邪対策には白血球のはたらきを強めるビタミンCをとるといい
- ☑ たくさんとったビタミンCは、カラダの必要な部分に蓄積される
- ☑ 目玉焼きでとれるタンパク質がめまい防止に役立つ
- ☑ 鉄にはヘム鉄と非ヘム鉄があるが、吸収率はヘム鉄のほうがずっと高い

- 鉄とビタミンCを一緒にとると、鉄の吸収率がアップする
- 「プルーン＝鉄をたくさん含んでいる果物」はウソ
- 肉を食べると、神経伝達物質が正常に分泌され、やる気・集中力が上がる
- シリアルバーや野菜ジュースは糖質が多く、副腎疲労の元
- 運動だけをしていても、栄養をきちんととらないと、筋力アップは望めない
- 筋力アップを望むなら、糖質制限はしないほうがいい

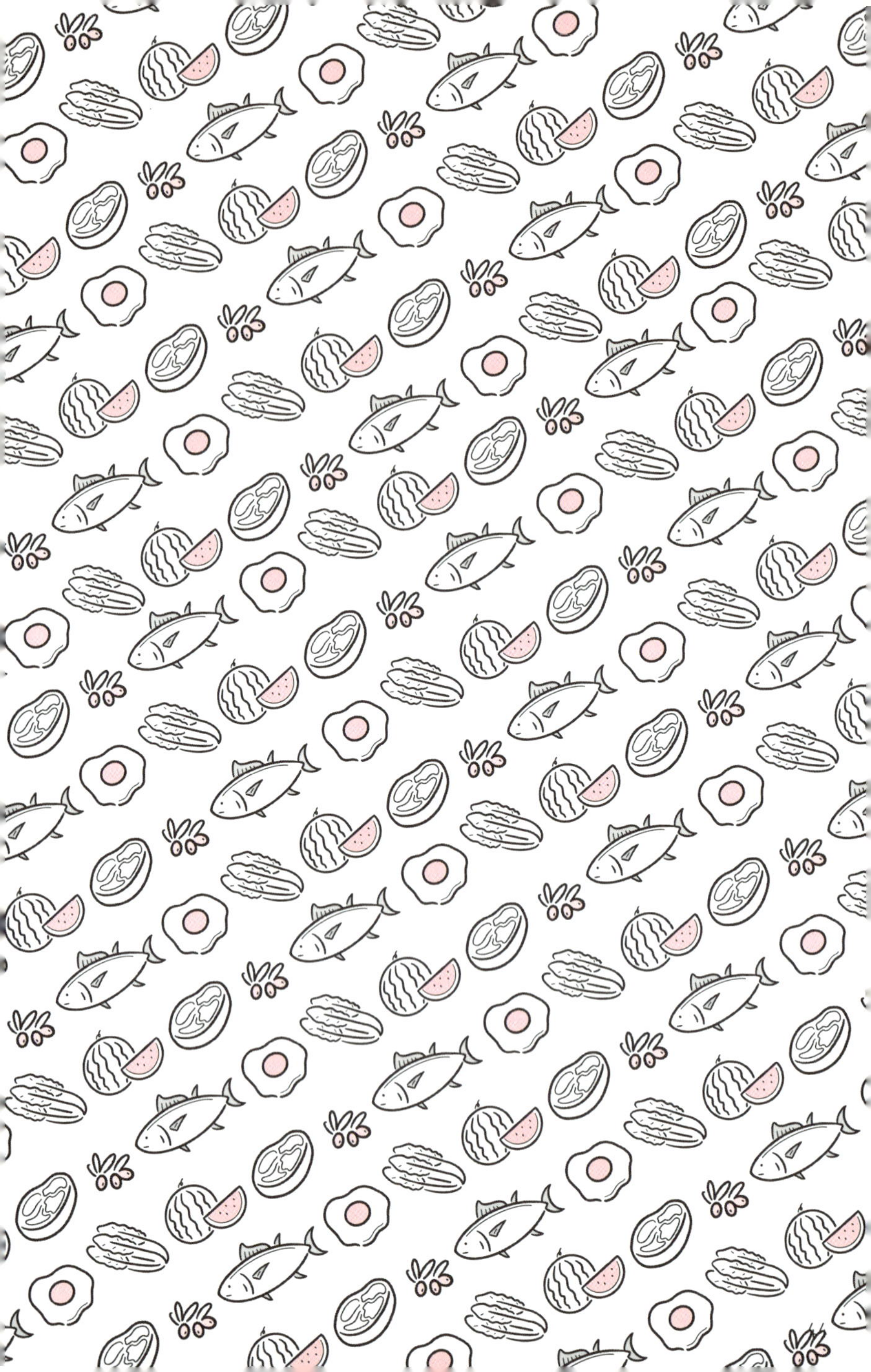

Part
2
カラダがラクになる 食べ方

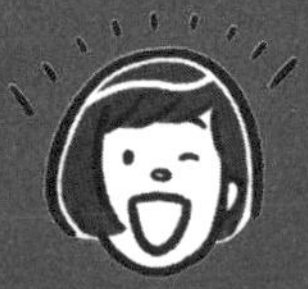

風邪をひいたら卵酒

Point

- 卵に豊富に含まれているタンパク質が風邪のウイルスに対する抗体になる。
- お酒でカラダがあたたまり、よく眠ることができる。
- ショウガの絞り汁を入れると、カラダはますますポカポカに。

卵酒が風邪に効くワケ

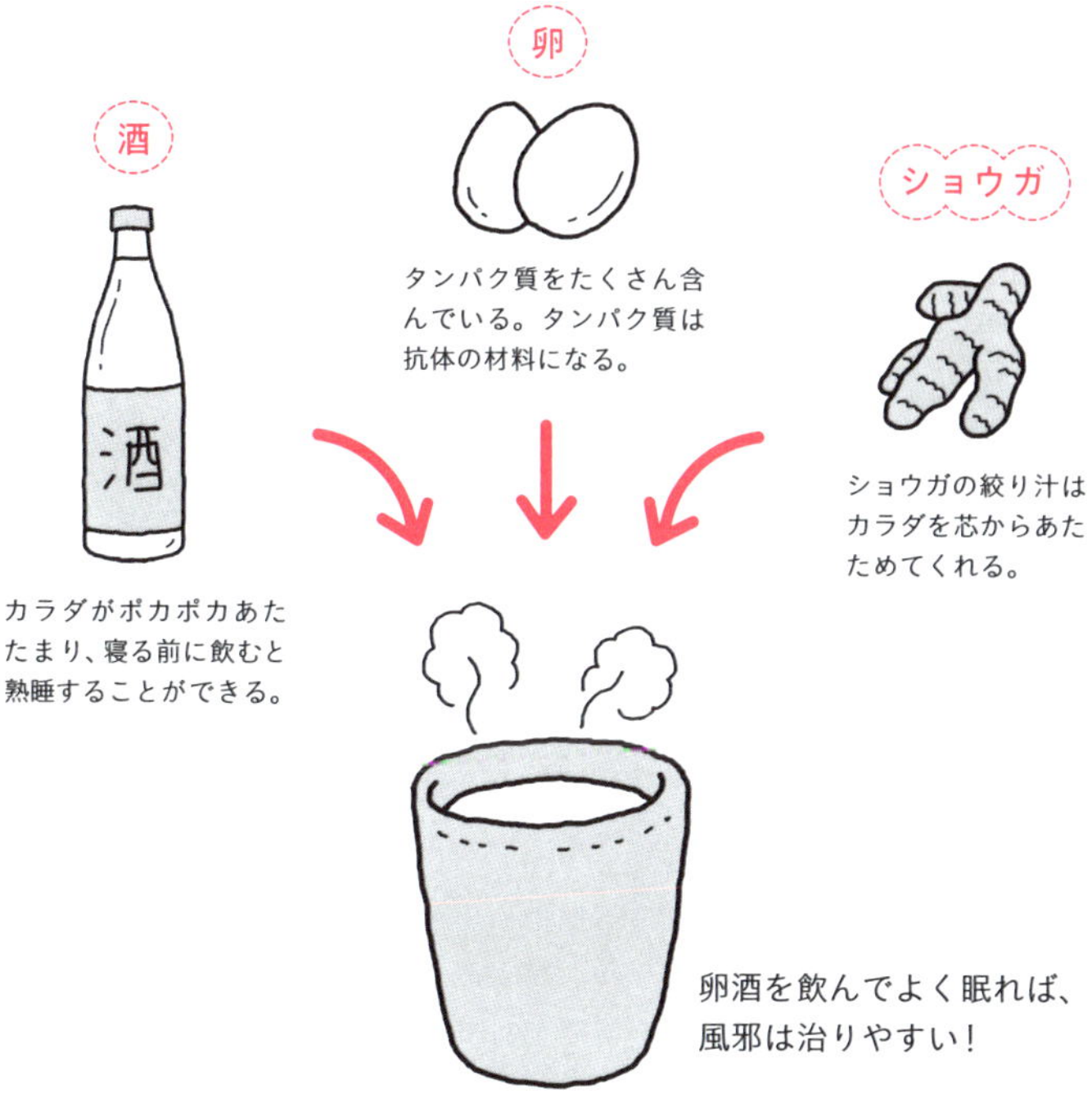
卵
タンパク質をたくさん含んでいる。タンパク質は抗体の材料になる。
酒
酒
カラダがポカポカあたたまり、寝る前に飲むと熟睡することができる。
ショウガ
ショウガの絞り汁はカラダを芯からあたためてくれる。
卵酒を飲んでよく眠れば、風邪は治りやすい！

風邪をひくと、人間のカラダは抗体を使ってウイルスをやっつけようとします。

抗体を作る際には熱が上がりますが、このときに風邪薬を飲むと、薬に含まれている解熱剤が体温の上昇を邪魔するため、抗体を作りにくくなってしまいます。その結果、風邪との戦いが長期戦になる可能性もあるのです。

風邪をひいたときにおすすめしたいのが卵酒。もっともよく知られた〝おばあちゃんの知恵〟のひとつです。

卵は、抗体の材料になるタンパク質を豊富に含んでいます。またアルコールを飲むと、血流がよくなりカラダも温まります。ショウガの絞り汁を入れると、さらにポカポカ度が増すでしょう。

卵酒を飲み、あたたかくしてたっぷり睡眠時間をとれば、薬に頼らなくても風邪が治りやすくなるのです。

目の疲れには、やっぱりブルーベリーがいい

Point

- 目を使いすぎると、光の情報の信号化がうまくいかなくなり、疲れ目になる。
- 信号化の作業を助けてくれるのがアントシアニンという天然色素。
- アントシアニンをたくさん含んでいるブルーベリーをとると、目の疲れを軽減できる。

ブルーベリーはIT時代の頼もしい味方

一日中パソコンとにらめっこ、暇さえあればスマートフォン。そんな生活を続けていると、目の信号化作業がうまくいかなくなり、疲れ目になる。

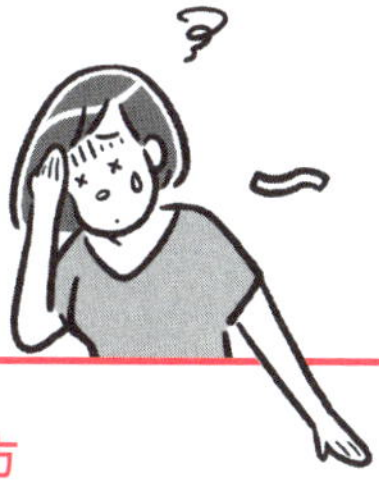

特製ブルーベリースムージーの作り方

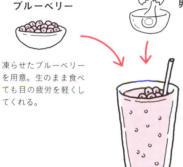

ブルーベリー

凍らせたブルーベリーを用意。生のまま食べても目の疲労を軽くしてくれる。

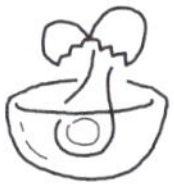

卵 卵を1個用意。卵に含まれているビタミンAは、目を疲れや乾燥から守ってくれる。

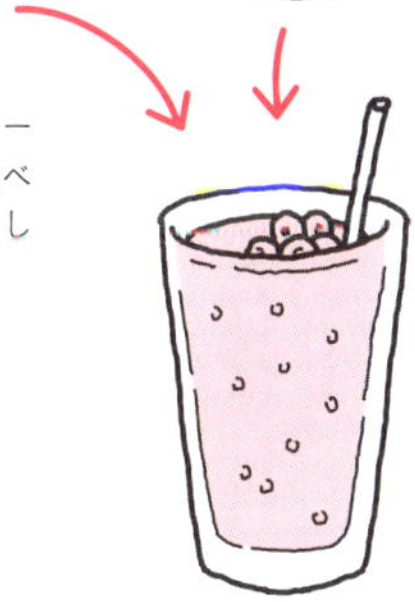

ブルーベリーと生卵を器に入れ、ミキサーでなめらかになるまで撹拌《かくはん》する。

人間は光の情報を受け取り、それを栄養の力で信号化して脳に伝えることでものを見ています。でも、目を休めずに使い続けていると、栄養が消耗して信号化の作業がうまくいかなくなり、目が疲れてきます。目がぼやけたり、しょぼついたりするのが疲れ目の代表的な症状です。

こうした疲れ目を軽減してくれるのがアントシアニンという青紫色の天然色素。アントシアニンはものを見るときの信号化が円滑になるようにはたらきかけてくれるのです。

ブルーベリーが「目にいい」とよくいわれるのは、このアントシアニンを多く含んでいるから。洗ってすぐに丸ごと食べてもいいですし、生卵と一緒にスムージーにするのもおすすめです。卵に豊富に含まれているビタミンAは、目を疲れや乾燥から守ってくれます。

目の疲れを軽くする魚介類は赤色をしている

Point

- アスタキサンチンという赤色の天然色素は、目のピント調整をスムーズにし、目の疲れを軽減してくれる。
- アスタキサンチンはサケ、エビ、カニ、イクラなどの赤色の魚介類に多く含まれている。

アスタキサンチンの豊富な魚貝類

眼精疲労に効果のあるアスタキサンチンは、
赤色の魚介類に多く含まれている。

［ サケ ］

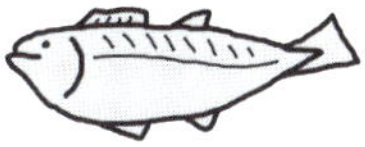

6㎎摂取するには
切り身2〜3切れ

［ サーモン ］

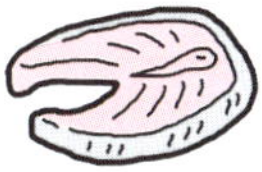

6㎎摂取するには
切り身3〜6切れ

［ クルマエビ ］

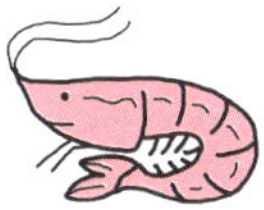

6㎎摂取するには
10尾

［ 毛ガニ ］

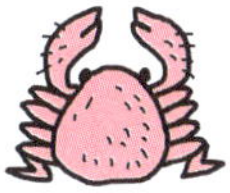

6㎎摂取するには
3〜4杯

［ イクラ ］

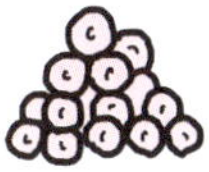

6㎎摂取するには
大さじ47杯

眼の疲れに効くものとしては、ブルーベリーなどに多く含まれているアントシアニンがありますが、アスタキサンチンも見逃せません。

アスタキサンチンは赤色の天然色素。ビタミンCの6000倍もの協力な抗酸化作用をもち、目の筋肉にはたらきかけ、ピント調節機能をスムーズにします。

それにより目の疲れが軽減されるのです。

アスタキサンチンを多く含んでいる食品は、サケ、エビ、カニ、イクラなどの赤色の魚介類です。1日の摂取量の目安は約6㎎。サケの切り身なら2〜3切れ、エビでは10尾くらいでしょうか。

食事でとるのが難しければ、サプリメントでとるのもいいでしょう。朝、仕事や学校に行く前にとると効果的です。

キノコを食べると、花粉症の悩みが軽くなる

Point

- 花粉症は、ビタミンD不足が要因のひとつ。
- ビタミンDはキノコ、魚、卵などの食品からとれる。
- キクラゲや干しシイタケなどを食べると免疫力が高まり、アレルギー症状を緩和できる。

ビタミンDで花粉症対策

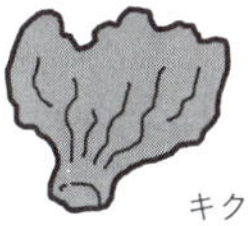

キクラゲや干しシイタケなどのキノコにはビタミンDが豊富に含まれている。

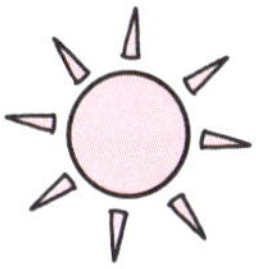

皮膚が太陽の光を吸収すると、体内でビタミンDが生成される。

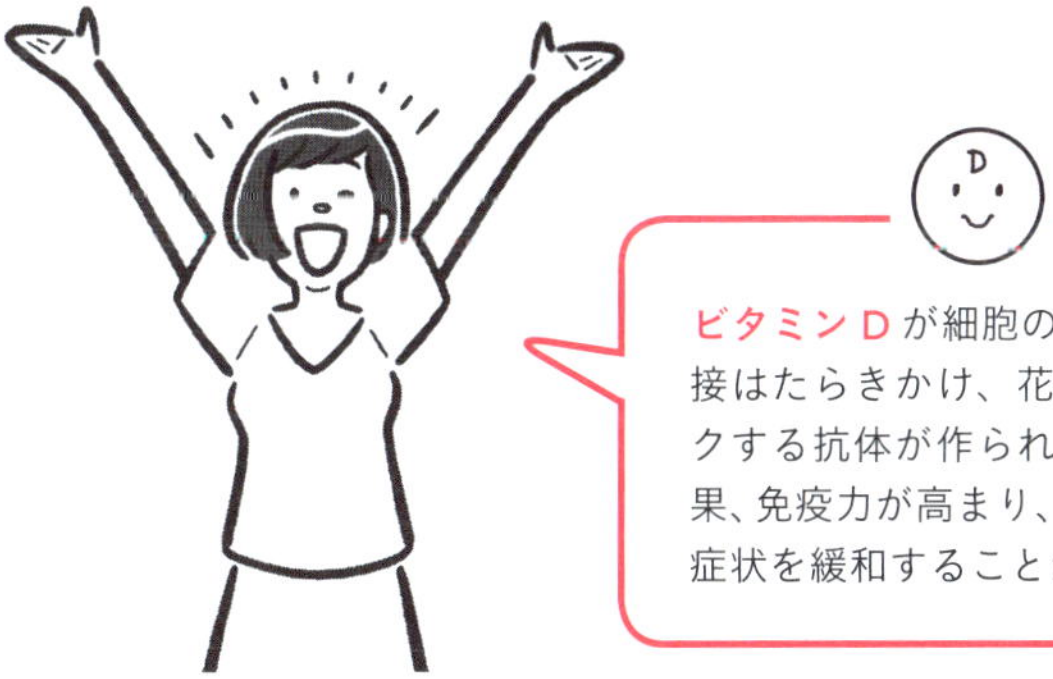

ビタミンDが細胞の遺伝子に直接はたらきかけ、花粉をブロックする抗体が作られる。その結果、免疫力が高まり、アレルギー症状を緩和することができる。

毎年春先になると忍び寄ってくる花粉症。病院で処方された薬をのんでも治らず、困っている人も多いでしょう。実は、花粉症は食生活で改善する可能性があります。なぜなら、花粉症は栄養不足からくる症状のひとつだからです。

花粉症対策としてとりたい栄養素はビタミンD。ビタミンDは「太陽のビタミン」と呼ばれ、太陽の光が皮膚から吸収されたときに体内で生成されるものですが、キノコ、魚、卵などから摂取することもできます。

特におすすめなのがキクラゲや干しシイタケなどのキノコです。それらを食べると免疫力が高まり、アレルギー症状を緩和できるといわれています。

まだ花粉症になっていない人も、積極的にキノコを食べて予防しておきましょう

シンバイオティクスとグルタミンでアレルギーを改善する

Point

- アレルギーは腸内環境が悪化し、腸壁に隙間ができると生じる。
- 腸内環境はシンバイオティックで整える。
- 腸壁の隙間を埋めるには、サプリメントでグルタミンをとる。

2つのアプローチで腸を助ける

1 シンバイオティクス

乳酸菌やビフィズス菌などの菌そのものをとるとともに、善玉菌のエサになる食物繊維などもとる。それによって腸内環境を整える。

2 グルタミン

サプリメントで摂取し、傷ついた腸壁を修復する。

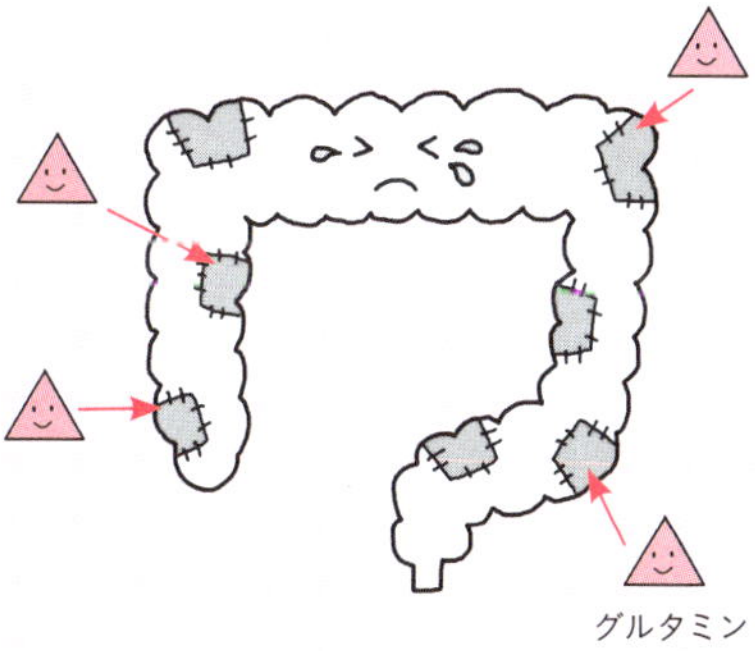

卵、そば、小麦のグルテンなどで起こるアレルギーは、腸壁の細胞の隙間に、本来は入ってはいけないものが入ることによって生じます。ザルの目が粗くて、なんでもスルーしてしまうイメージでしょうか。

十分に消化されていないタンパク質が体内に入ると、カラダはそれを異物と認識してアレルギー反応を起こします。また、糖質も隙間からどんどん吸収されていき、血糖値の乱高下が起こりやすくなります。

対処法は腸の環境を整え、腸壁を隙間のない状態に戻すことです。

腸内環境はシンバイオティクスという方法で改善されます。腸壁の隙間を埋めるには、グルタミンというアミノ酸が効果を発揮します。

2つのアプローチでアレルギーを防ぐのです。

生理不順や生理痛で悩んでいるなら、おやつをナッツに変えてみよう

Point

- 生理不順や生理痛の原因がわからなければ、食生活を変えてみるのも手。
- ビタミンEが不足していると、婦人科系のトラブルが生じやすい。
- ビタミンEはナッツに豊富に含まれている。ナッツのなかでもアーモンドの含有量はダントツに多い。

ビタミンEは女性にやさしい

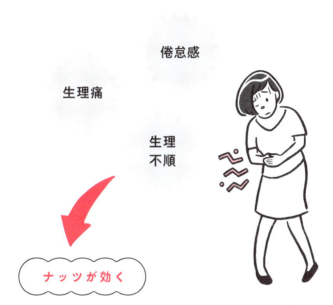

ナッツが効く

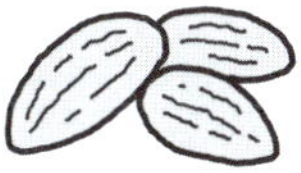

ナッツに多く含まれている**ビタミンE**には、ホルモンの分泌を調整したり、血流の循環をよくするはたらきがあり、生理痛などの婦人科系のトラブルが改善される。

生理不順やひどい生理痛で悩んでいる女性は多いでしょう。婦人科で診てもらうのがいちばんですが、検査で特に異常が見つからなければ食生活の改善を考えてみましょう。

カギを握るのは「妊娠ビタミン」とも呼ばれるビタミンEです。

ビタミンEには、妊娠しやすいカラダになるように生理の周期を正したり、排卵を促進したり、ホルモンを調節したりするはたらきがあります。また血流の循環をよくするはたらきもあり、妊娠時に赤ちゃんに酸素を運んだり、出産時に産道を通る赤ちゃんの酸欠を防いでくれたりします。

ビタミンEをたくさん含んでいる食品はナッツ。特にアーモンドの含有量はすごいです。ナッツを常備して、小腹がすいたときにおやつ代わりに食べましょう。

良質な油が生理前の不調の強い味方に

Point

- 副腎疲労が進むと、コルチゾールの分泌がうまくいかなくなり、生理前に不調に陥る。
- 良質な油がコルチゾールの分泌を助けてくれる。
- エキストラヴァージン・オリーブオイル、シソ油、アマニ油、エゴマ油などがおすすめ。

良質な油で副腎をいたわる

副腎ってなに？

腎臓の上部にあり、コルチゾールをはじめとするさまざまなホルモンを分泌する。疲労が進むとホルモン分泌に異常をきたし、さまざまな症状につながる。

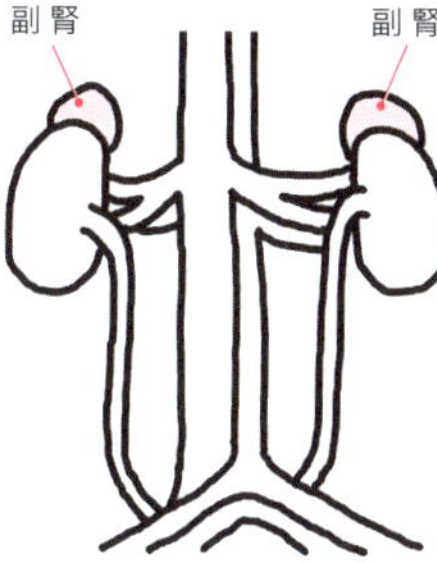

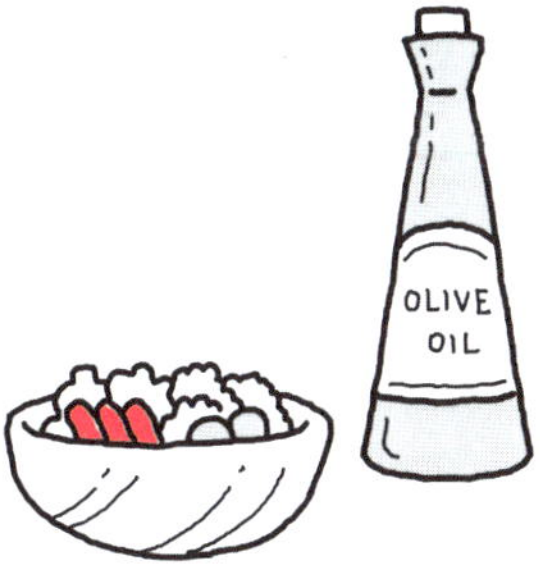

副腎には良質な油を

副腎疲労には質のいい油が効果的とされる。サラダにかけたり、パンにつけたり、そのまま飲むなどして、副腎をいたわりたい。

副腎から分泌されるコルチゾールは、免疫機能や神経系をサポートしたり、血糖値や血圧をコントロールする大切なホルモンです。

副腎疲労で分泌がうまくいかなくなると、さまざまなトラブルが生じます。たとえば、生理前の頭痛や下腹部の痛みなどがあげられます。

コルチゾールが正常に分泌されるために必要なのは、タンパク質とビタミンC、そして良質な油。

油はオメガ3系のシソ油、アマニ油、エゴマ油などがおすすめです。熱に弱く酸化しやすいという特徴があるので、サラダにかけたり、パンにつけたりしてとるといいでしょう。加熱するなら酸化しにくいオメガ9系のオリーブオイル、特に新鮮なオリーブを圧搾《あっさく》してろ過しただけのエキストラヴァージン・オリーブオイルがいいでしょう。

キウイでお通じをよくしよう

Point

- 女性はホルモンの影響などで便秘になりやすい。
- 便秘になったらキウイ（グリーンキウイ）を食べるといい。
- グリーンキウイは食物繊維を豊富に含んでおり、腸内環境をよくして、便を排泄しやすくしてくれる。
- 消化吸収力が高まる夜に食べたい。

便秘にはキウイが効く

グリーンキウイ1個に含まれている食物繊維の量はバナナ3本分。消化吸収力の高まる夜に食べると……。

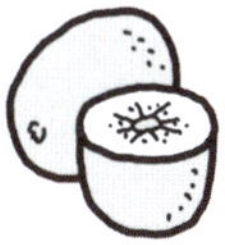

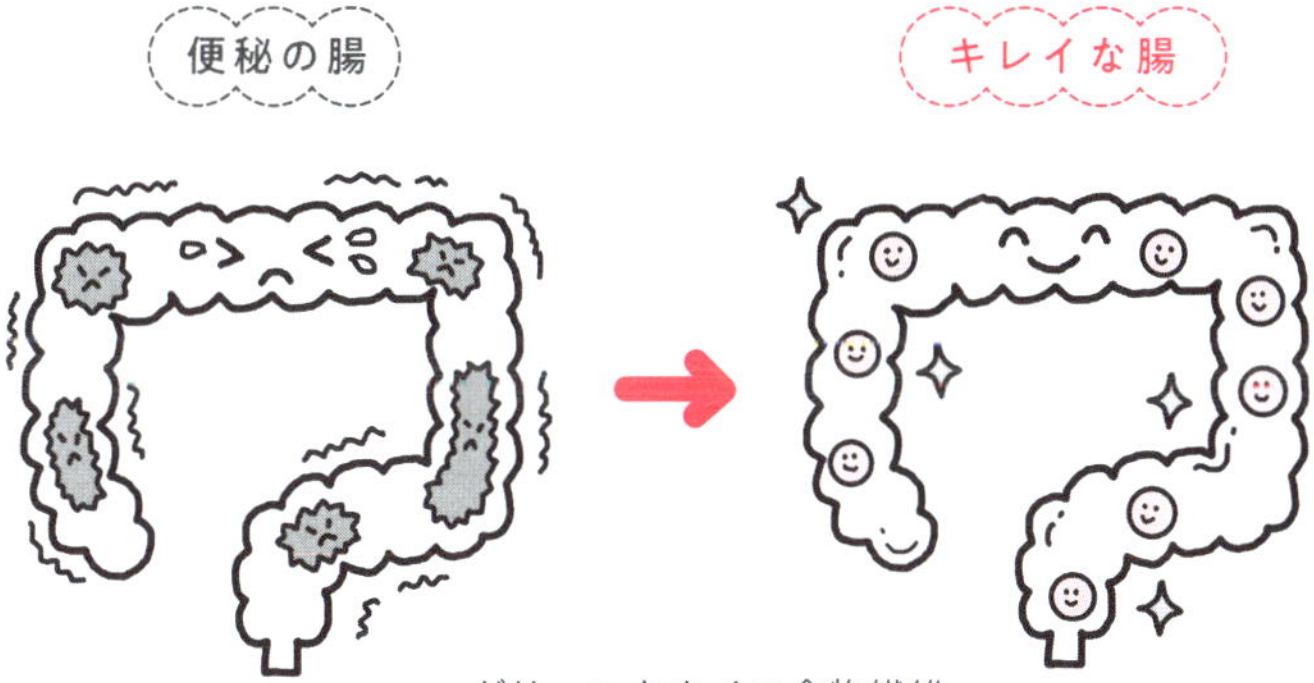

グリーンキウイの食物繊維が腸内環境を改善し、便を排泄しやすくしてくれる。

便秘で悩んでいる女性はとても多いです。ホルモンバランスの問題や、冷え、運動不足、ダイエットなどが原因で便秘になりやすいと考えられています。便秘が何日も続くと不快ですし、仕事や勉強に集中できなくなってしまいます。

そんな悩みを解決してくれるのが、キウイ（グリーンキウイ）です。

グリーンキウイ1個には、バナナ3本分の食物繊維が含まれています。その食物繊維が腸内の環境を改善し、便を排泄しやすくするのです。腸内環境がよくなれば、美肌にもつながるので、まさにいいことずくめです。

グリーンキウイを食べる時間帯は、朝よりも消化吸収力がアップする夜がおすすめ。ヨーグルト（乳酸菌）とハチミツ（オリゴ糖）をかけて食べれば、腸は大喜びするでしょう。

便秘中は、なるべくシリアルを控えよう

Point

- 便秘が長期化すると、腸内の便は水分を失い、どんどん硬くなっていく。
- そんな状況でシリアルをとると大変なことに。食物繊維のせいで便のカサが増え、便がますます出にくくなる。
- お通じが悪いときは、シリアルを控えたほうが無難。

便秘と食物繊維の関係

水溶性食物繊維の多い食品

水に溶けると粘度が上がる。胃に長くとどまり、消化吸収のスピードを遅らせる。

- 納豆
- 海草
- キノコ

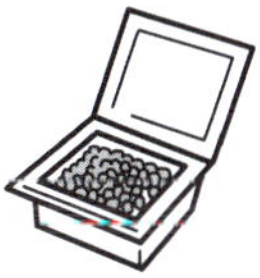

不溶性食物繊維の多い食品

水分を吸収すると数倍に膨れ上がる特徴をもつ。腸の運動を促すはたらきがある。

- ゴボウ
- ホウレン草
- キャベツ
- 大豆

シリアルには不溶性の食物繊維がたくさん配合されているものがあり、それを食べると便のカサを増やしてしまう。

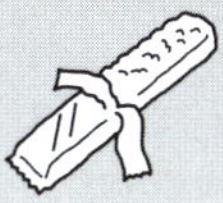

キウイやリンゴのように不溶性・水溶性両方の食物繊維が含まれているものも多い。

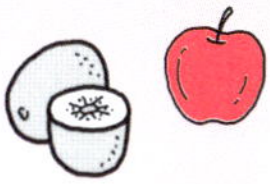

便秘になり、便が腸に長時間とどまっているし、便は水分を吸いとられて、どんどん硬くなっていきます。このときシリアルを食べると、どうなると思いますか？

食物繊維が豊富なシリアルは、便秘解消に役立ちそうです。でも実際には、食物繊維のせいで便のカサが増え、便がますます出にくくなってしまう恐れがあるのです。

ここで問題になるのは不溶性の食物繊維。不溶性の食物繊維は、水分を吸収すると数倍に膨れ上がります。便秘の予防には効果があるのですが、便秘になっているときにとると、便のカサをますます増やしてしまうのです。

シリアルには不溶性の食物繊維がたくさん配合されているものがあり、知らずに食べると便秘解消どころか逆効果になってしまいます。便秘中は控えたほうがいいでしょう。

ストレス性の下痢は、グルタミンをとることで改善しよう

Point

- 下痢にはいくつかのパターンがある。
- 食あたりや水あたりが原因の下痢の場合、消化のいい食事を心がけたい。
- 精神的なストレスが原因の下痢の場合、グルタミンをとることで改善する可能性がある。

ストレスが下痢を引き起こす理由

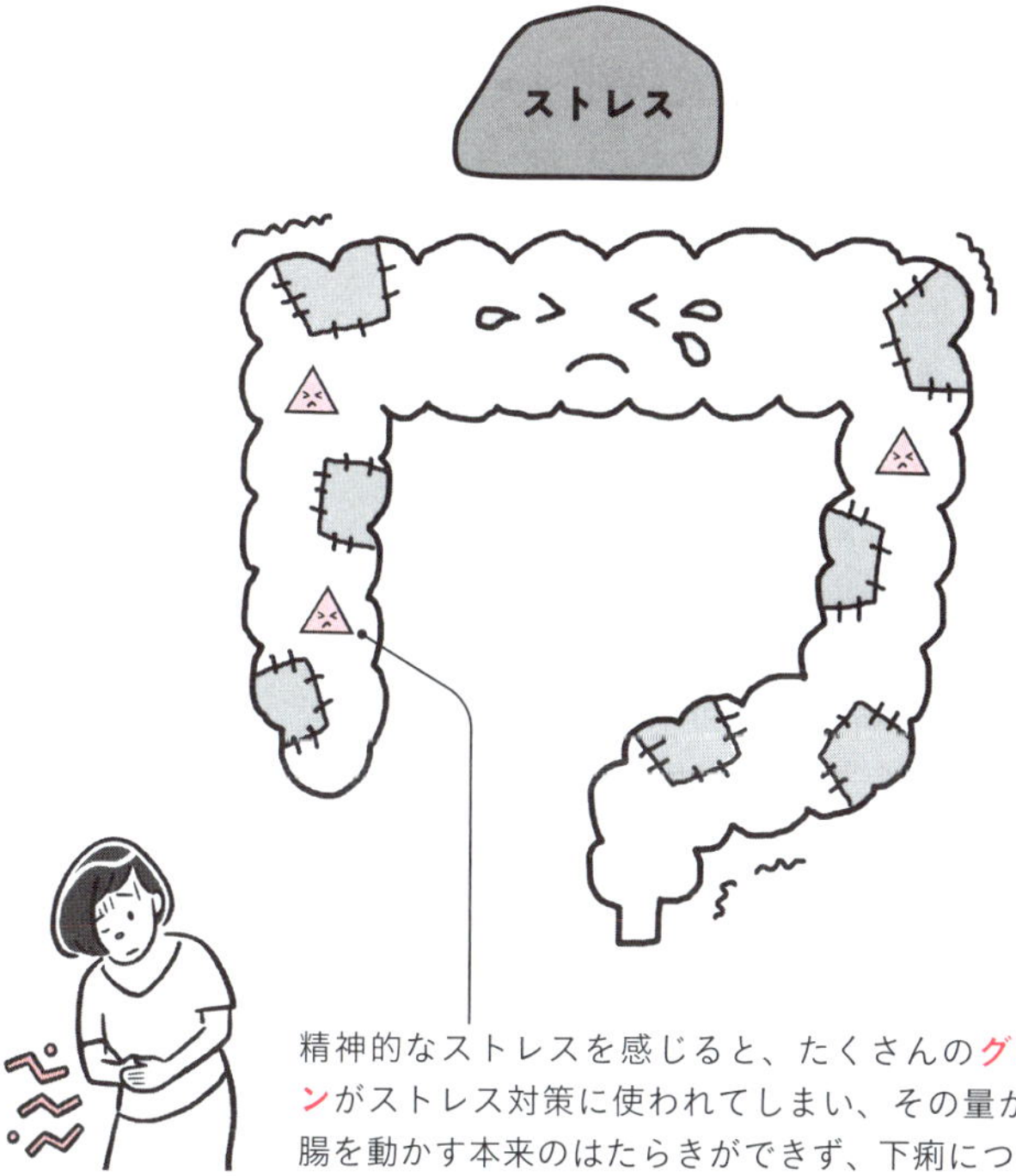

精神的なストレスを感じると、たくさんのグルタミンがストレス対策に使われてしまい、その量が減少。腸を動かす本来のはたらきができず、下痢につながる。

下痢にはいくつかのパターンがありますが、食あたりや水あたりが原因で下痢になった場合、食べ物や飲み物に注意する必要があります。

おかゆなど消化のいいものを食べましょう。食物繊維の豊富なものを食べると、腸の動きが活発になってしまうので控えます。脂っぽいものや刺激の強いものも、腸の負担になるので避けてください。飲み物はスポーツドリンクなどで脱水症状や電解質異常を防ぎます。

一方、精神的なストレスによる下痢は、グルタミンというアミノ酸をとると改善する可能性があります。グルタミンは腸のエネルギー源になっていますが、ストレスが大きくなると量が減って下痢につながります。グルタミンをとって量を増やしましょう。サプリメントなら、お腹の調子が悪いときでも平気です。

おしっこのトラブルにスイカが効く

Point

- 女性はカラダの構造上、泌尿器系のトラブルが多い。
- 細菌が原因で起こる泌尿器系のトラブルは、ビタミンCをまめにとって免疫力を上げるといい。
- 膀胱炎《ぼうこうえん》には、細菌の増殖を防ぐビタミンCを多く含んでいて、なおかつ利尿効果もあるスイカがおすすめ。

膀胱炎になったらスイカを食べよう

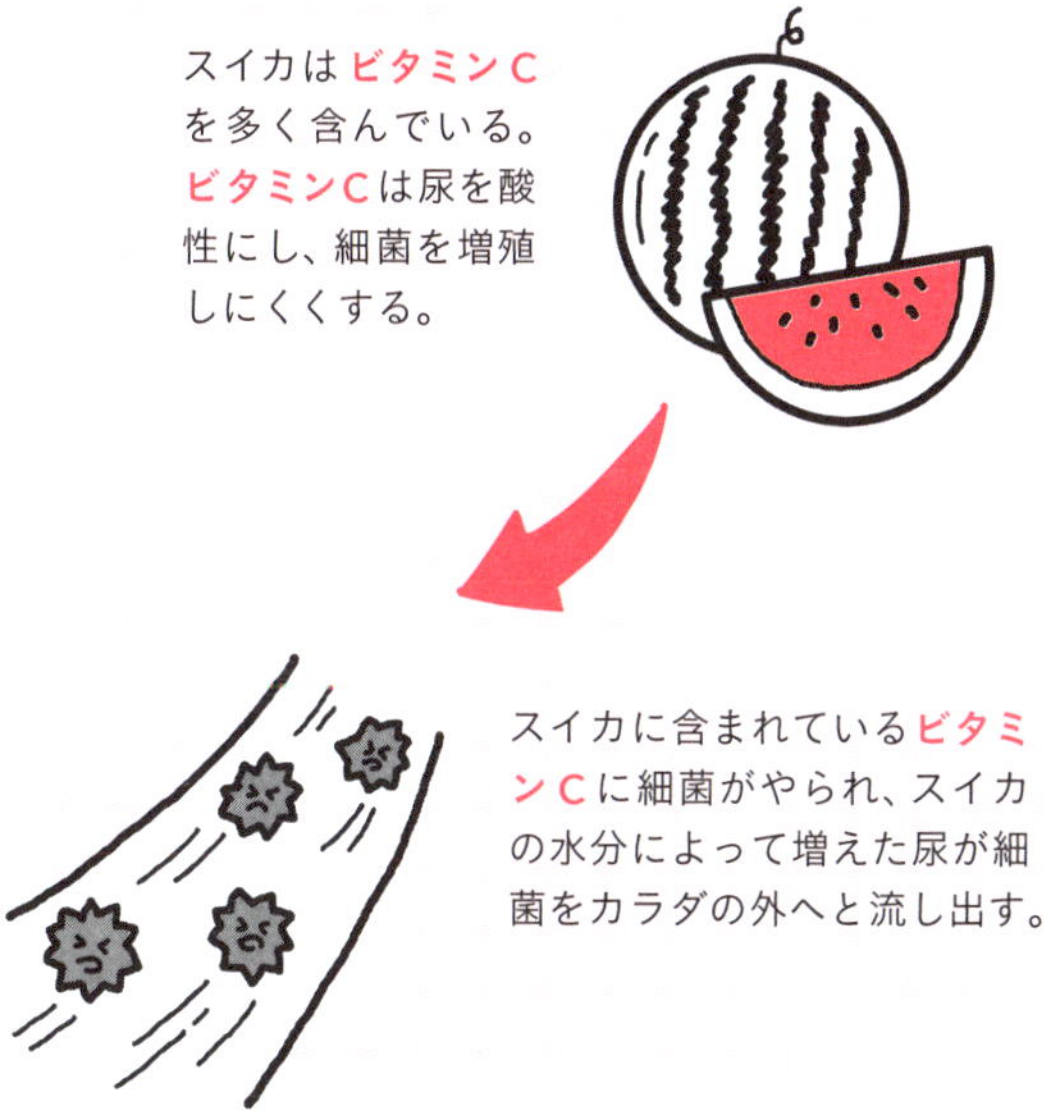
スイカはビタミンCを多く含んでいる。ビタミンCは尿を酸性にし、細菌を増殖しにくくする。
スイカに含まれているビタミンCに細菌がやられ、スイカの水分によって増えた尿が細菌をカラダの外へと流し出す。

最近、トイレが近いと思って病院へ行ったら、膀胱炎と診断が……。女性にとって頻尿、膀胱炎、尿もれといった泌尿器系のトラブルは深刻な問題です。多くの場合、病院で処方された薬を飲めば快方に向かうでしょうが、食生活から予防することもできます

そのポイントは、ビタミンCをまめにとって免疫力を上げること。それによって尿が酸性になり、細菌が増殖しにくくなります。

たとえば、膀胱炎にはスイカがいいとよくいわれます。

なんとなく、スイカには栄養素が少ないように思えるかもしれませんが、実は細菌の増殖を防ぐビタミンCを多く含んでいます。しかも、スイカの成分の90%は水分なので、尿量が増え、細菌を早くカラダの外へ出すことができるのです。

手や指がふるえるなら、「白いもの」を食べないようにしよう

Point

▼精製した糖質をたくさん食べていると低血糖が起こり、手や指がふるえたり、冷や汗が出たりする。

▼白砂糖をはじめとする「白いもの」は、血糖値が上昇しやすいのでなるべく控え、「色の濃いもの」を積極的に食べるようにすると改善する。

食べたほうがいいもの・悪いもの

白いもの
No!

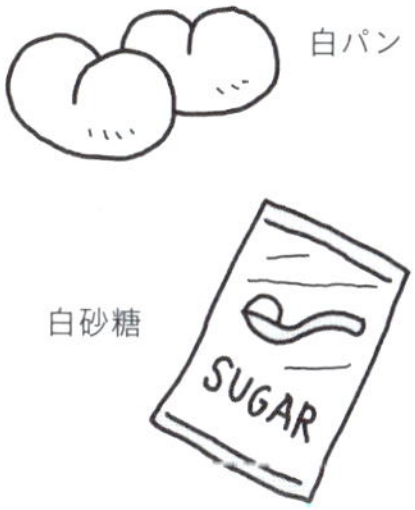

白米や白パン、白砂糖といった精製した食べものは、栄養が少なく、血糖値が上がりやすい。

濃い色のもの
Yes!

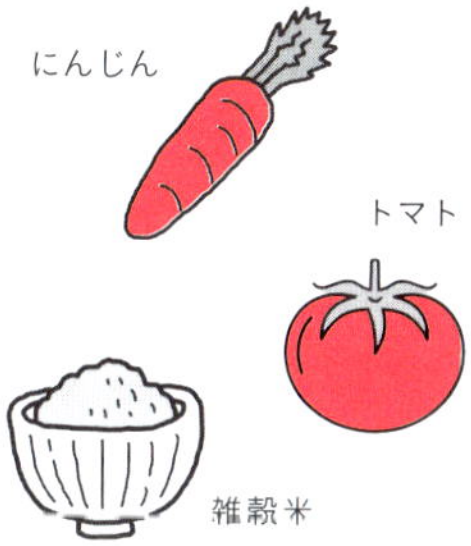

雑穀米などの未精白穀物、色の濃い野菜には、食物繊維が多く含まれており、カラダにいい。

世界の美女はもう白いものを食べていない――。これはミス・ユニバースジャパンの公式栄養コンサルタント、エリカ・アンギャルさんが、自著『世界一の美女になるダイエット』（幻冬舎）の中で語っている言葉です。白いものとは、白米や白パン、白砂糖といった精製した食べものこと。それらは精製過程で食物繊維やビタミン、ミネラルなどの栄養素が抜けているうえ、血糖値が上昇しやすいため、大量に食べないほうがいいのです。

逆におすすめなのが、色の濃いもの。たとえば、雑穀米や色の濃い野菜は、その中の食物繊維が血糖値の上昇をゆるやかにしてくれます。

手や指がふるえたり、冷や汗が出たりする人は日頃、白いものを多くとっているのかも。色の濃いものを意識してとりましょう。

まぶたの痙攣《けいれん》が気になるなら、ゴマを食べる

Point

- ストレスにさらされると、マグネシウムやカルシウムがカラダからたくさん排出され、まぶたの痙攣が起こる。
- ゴマにはマグネシウムやカルシウムが豊富に含まれており、手軽に食べられる。
- ゴマをごはんやサラダなどにかけて毎日食べるとまぶたの痙攣は起こりにくくなる。

まぶたの痙攣の原因と対策

まぶたの痙攣の原因は……

・ストレス

仕事などで緊張にさらされたり、気疲れしたりすると、マグネシウムやカルシウムがたくさん排泄されてしまい、まぶたが痙攣する。

・眼精疲労

・睡眠不足

ゴマでマグネシウムやカルシウムをとろう!

ゴマは脂質、タンパク質、炭水化物のほか、マグネシウム、カルシウム、鉄などを含む栄養豊富な食品。

ゴマのおいしい食べ方 1

すりゴマ〜炒った後、すり棒ですりつぶす。香りも消化吸収もアップする。

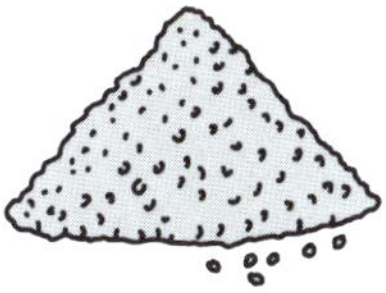

ゴマのおいしい食べ方 2

切りゴマ〜炒った後、包丁で刻む。香りがよくなり、食感も適度に残る。

ミスが許されない案件を任されて緊張したり、厳しい上司に気を遣ったり、後輩の指導で悩んだり……仕事で大きなストレスを受けると、まぶたが痙攣することがあります。「天然の精神安定剤」といわれるマグネシウムやカルシウムが、ストレスによっていつもより多く排泄されてしまうからです。

つまりまぶたの痙攣は、マグネシウムやカルシウムが不足している証拠。ストレスを解消するとともに、食事で改善しましょう。

マグネシウムやカルシウムは、シラスや干しエビにたくさん含まれていますが、特筆すべきはゴマです。ゴマは牛乳の36倍のマグネシウム、12倍のカルシウムを含んでいるミネラルの宝庫。ごはんやサラダなどにかけて手軽に食べられます。炒った後にすりつぶすと、消化吸収がよくなります。

半熟卵は胃腸にやさしく、病後の体力回復にもってこい

Point

- 胃腸の調子が悪いと食欲もなくなるが、なにも食べないと回復できない。
- 体力を回復するためにはタンパク質が必要だが、胃腸が悪いと肉や魚はなかなか食べられない。
- 半熟卵なら簡単に食べることができ、消化にもいいのでおすすめ。

半熟で食べる卵の魅力

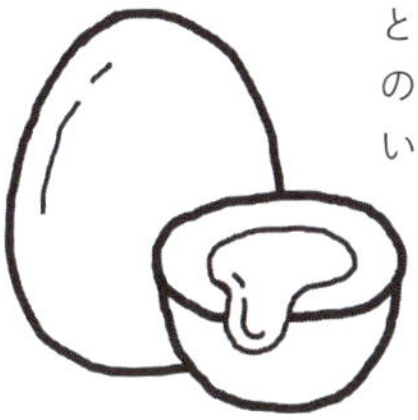

半熟卵の体内吸収率は95%以上といわれ、消化時間も固ゆで卵の半分ほどですむ。胃腸が弱っているときにはぴったりの食べ物。

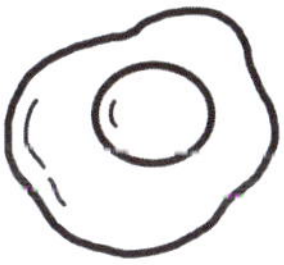

目玉焼きを半熟で

最初から最後まで弱火でじっくり焼く。白身が固まってきたらふたをして、5分ほどたったら、トロトロ半熟の目玉焼きができる。

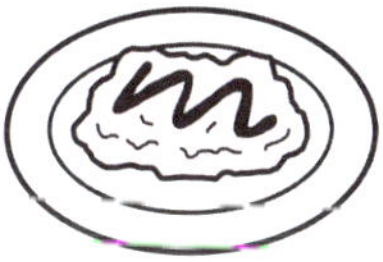

スクランブルエッグを半熟で

フライパンで炒めてもいいが、卵とバターをジップロックに入れ、モミモミして湯煎すると簡単に半生状態になる。

胃腸の調子が悪いと、食欲もなくなります。とはいえ、なにかしら食べないと体力が落ちてしまいます。

体力回復、身体機能維持のために重要なのはタンパク質ですが、食欲がないときに肉や魚を食べるのはなかなか大変です。タンパク質は消化するのに時間がかかるので、胃腸の負担も大きくなります。

そんなときにおすすめしたいのが半熟卵。半熟卵なら、食欲がなくてもつるっと口の中に入りますし、消化もしやすいです。生卵の卵白には消化酵素のはたらきを邪魔する成分が入っていますが、半熟卵にすれば大丈夫です。

胃腸にやさしい食事といえば、おかゆやうどんがよく知られていますが、タンパク質をとるなら、ぜひ半熟卵を試してみてください。

お口まわりの乾燥トラブルも、卵と乳製品が強い味方に

Point

▼ビタミンAやビタミンB2が不足すると、口の中やくちびるが潤いを失ってしまう。

▼口の中の乾きには、卵などの動物性由来のビタミンAを多くとるといい。

▼くちびるの乾きには、乳製品などで細胞の再生や代謝を促進するビタミンB2を多くとるといい。

お口まわりを潤すために

くちびるの乾燥

乳製品でビタミンB2をとる

ビタミンB群の中でもB2は「お肌のビタミン」。細胞の再生や代謝を促進してくれる。乳製品にたくさん含まれている。

ヨーグルト

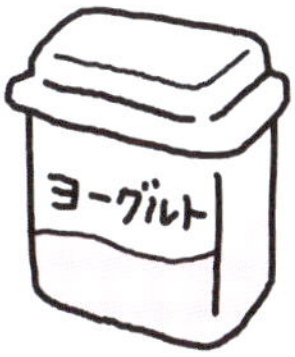

口の中の乾燥

卵でビタミンAをとる

卵はビタミンAと、それを運ぶタンパク質を同時にとれる。パサパサの卵が食べにくければ、卵スープや茶碗蒸しがおすすめ。

卵スープ

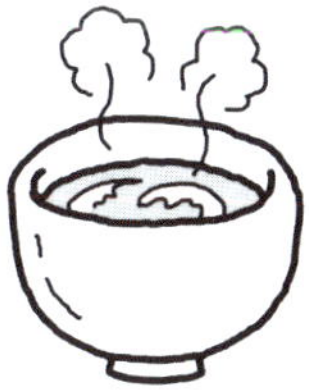

口の中やくちびるは、常に潤いを保ちたいところです。口の中が乾くと口臭や虫歯の原因になりますし、ガサガサのくちびるは女性らしさを半減させてしまいます。

こうした口まわりの乾燥トラブルは、ビタミンA不足で唾液腺が詰まることによって引き起こされるケースが多いです。

口の中の乾きが気になるなら、卵を食べましょう。動物性由来のビタミンAだけでなく、ビタミンAの運び役となるタンパク質もとれます。卵スープや茶碗蒸しなら、さっと食べられます。

一方、くちびるの乾きにはビタミンB2を多く含んでいる乳製品が効果的です。ビタミンB2は細胞の再生や代謝を促進する「お肌のビタミン」。ビタミンB2を十分にとり、赤ちゃんのようなモチモチのくちびるを目指しましょう。

引っかき傷や虫さされが治りにくいのは、ファストフードやレトルト食品の食べすぎかも

Point

- ファストフードやレトルト食品には、亜鉛の吸収を妨げる成分が含まれていることがある。
- 亜鉛が不足すると皮膚の治癒力が低下し、引っかき傷や虫さされが治りにくくなる。
- ファストフードやレトルト食品に頼りすぎてはいけない。

ファストフード・レトルト食品のワナ

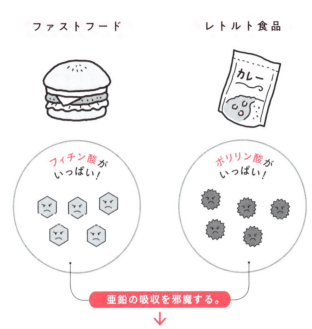

ふだんファストフードばかり食べていると、カラダにいろいろなマイナスが生じます。

ファストフードには亜鉛の吸収を邪魔するフィチン酸という成分が含まれています。亜鉛が不足すると細胞の新陳代謝や再生がうまくいかなくなり、引っかき傷や虫さされなどが治りにくくなることがあるのです。

レトルト食品もファストフード同様に食べすぎはよくありません。

レトルト食品の多くに含まれているポリリン酸という食品添加物は、亜鉛の吸収を邪魔します。そのため、免疫力の低下、さらには傷の治りの悪さにつながります。

確かにファストフードやレトルト食品は便利ですが、そればかりに頼らない食生活を心がけるようにしましょう。

ビタミンDが冬季うつを克服するカギ

Point

- 女性に多くみられる冬季うつは、日光にあたる機会が少なく、ビタミンD不足になると起こりやすい。
- ビタミンDをとると、冬季うつの改善につながる。
- 秋からビタミンDを豊富に含むイワシをとるといい。

冬季うつはこんな症状

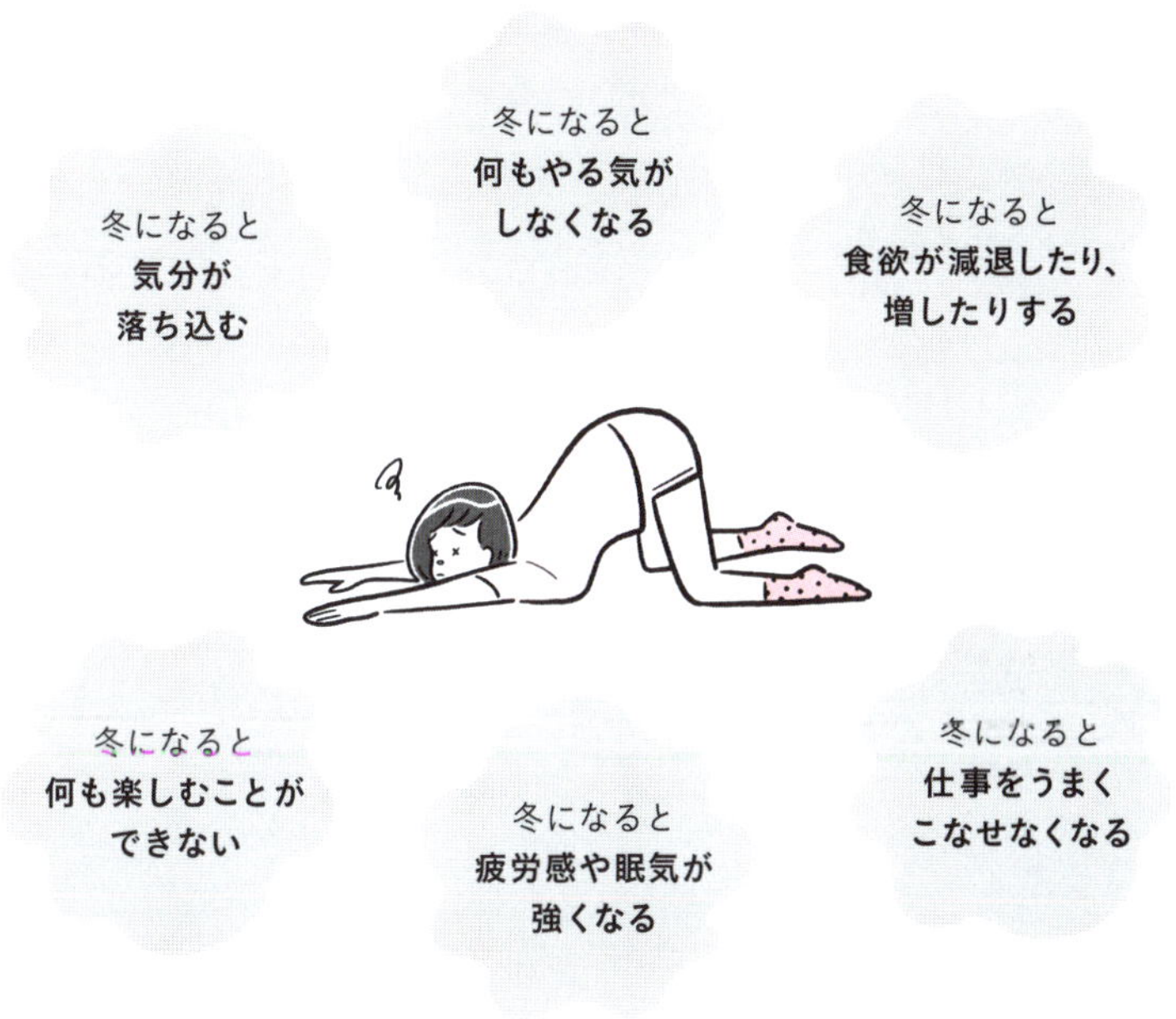
冬になると
何もやる気が
しなくなる
冬になると
気分が
落ち込む
冬になると
食欲が減退したり、
増したりする
冬になると
何も楽しむことが
できない
冬になると
疲労感や眠気が
強くなる
冬になると
仕事をうまく
こなせなくなる

冬季うつを治すには、ビタミンDをとるといい。イワシを食べよう

あたたかい季節はなんともなかったのに、冬になると気分が落ち込んでしまう。疲労感や眠気が強く、何もやる気がしない。クリスマスやお正月も楽しめない……。そんな症状が思い当たる人は、冬季うつかもしれません。

冬は太陽の光に当たる時間が減ります。すると体内でビタミンDが作られず、幸せホルモンのセロトニンや、やる気ホルモンのドーパミンの分泌が少なくなり、憂鬱な気分になってしまうのです。インドア派の女性、ふだんから紫外線対策バッチリの女性に多いといわれています。

冬季うつを改善したいならビタミンDをとることです。

ビタミンDの含有量が特に多いのはイワシ。丸干しのイワシには、干しシイタケの3倍の量が含まれています。シラス干しでも干しシイタケの2倍以上をとれます。

Part 2のおさらい

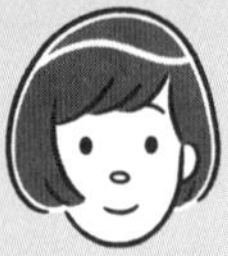

- ☑ 風邪を早く治したいなら、卵酒を飲んでぐっすり眠ること
- ☑ パソコンやスマホで疲れた目は、ブルーベリーでいたわりたい
- ☑ 赤色の魚介類に含まれているアスタキサンチンが目の疲労回復に役立つ
- ☑ 花粉症撃退にはキノコがいい
- ☑ シンバイオティクスとグルタミンの2方面アプローチがアレルギー対策になる
- ☑ 生理不順や生理痛などの婦人科系トラブルにはナッツがいい
- ☑ 生理前の不調は副腎疲労が原因のひとつ。良質な油で副腎を助けたい
- ☑ 食物繊維の豊富なキウイで便秘の苦しみから解放される
- ☑ 便秘中にシリアルをとると、ますます便が出にくくなってしまう

- ストレスが原因で下痢になっているなら、グルタミンが回復のカギになる
- 膀胱炎など泌尿器系のトラブルには、スイカが効果を発揮する
- 白米、白パン、白砂糖など「白いもの」は大量に食べないほうがいい
- ゴマはミネラルの宝庫。マグネシウムやカルシウムの補給にもってこい
- 病後の体力回復を早めたいが食欲はない……そんなときには半熟卵がぴったり
- 卵のビタミンAと乳製品のビタミンB2がお口まわりの乾燥トラブル解消のカギ
- ファストフードなど加工食品を食べすぎると、傷が治りにくい
- ビタミンDの豊富なイワシが冬季うつの対策になる

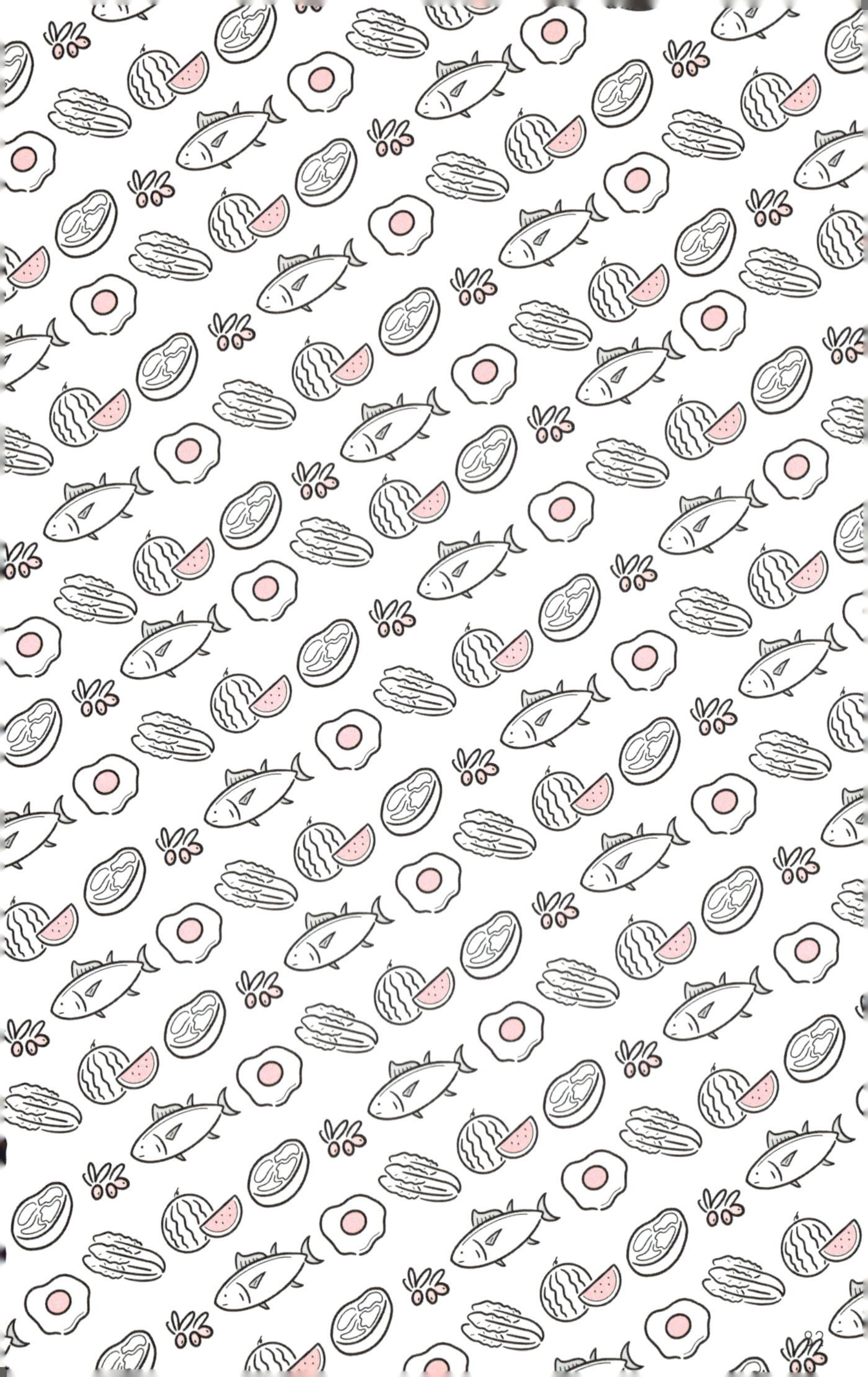

Part 3

キレイになる・やせる食べ方

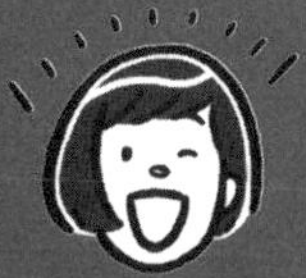

ゆっくりよく嚙んで、味わいながら食べる

Point

- 嚙む回数が少ないと満腹感が十分に得られず、体重増加につながってしまう。
- よく嚙んで食べると、消化がよくなり、満足感もアップ。食べる量が少なくてすむので、ダイエット効果が見込める。
- 1口あたり30回嚙むといい。

よく噛むことのメリット

① 満腹感を得られる

よく噛むと、血糖値が上昇して満腹中枢が早めに刺激される。その結果、食べすぎを予防でき、ダイエットにつながる。

② 消化がよくなる

よく噛むと、食べ物が噛み砕かれ、唾液とよく混じり合う。その結果、胃や腸でスムーズに消化できるようになる。

③ おいしさがアップする

よく噛むと、食べ物本来の味がわかり、よりおいしく感じるようになる。

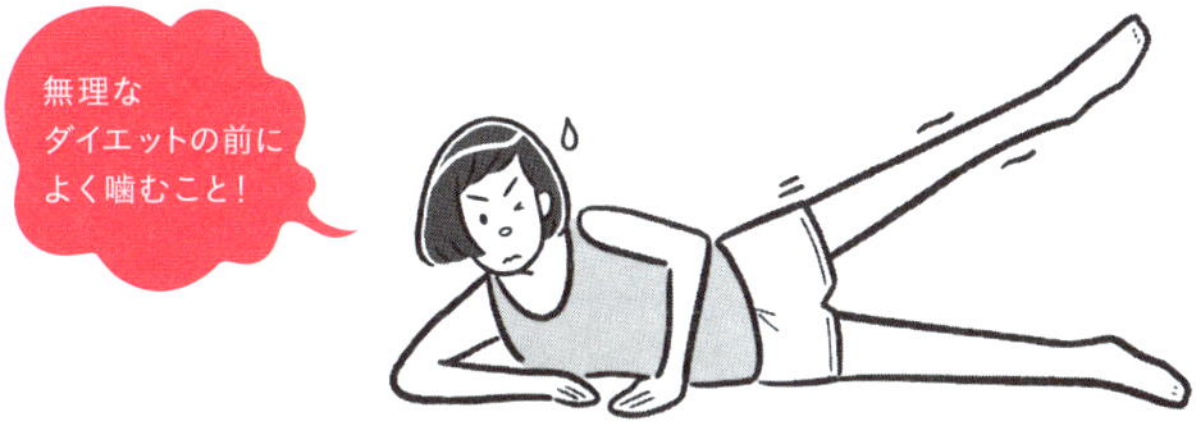
無理な
ダイエットの前に
よく噛むこと！

毎日時間に追われる生活を送っていると、食事もついつい急ぎがちになってしまいます。でも、それが体重増加につながっているとしたら、食生活を見直そうと思うでしょう。

食事のスピードが早い人は、噛む回数が少ない傾向にあります。噛まずに食べると消化によくありませんし、満腹感も十分に得られません。たくさん食べて太ってしまいます。

逆に、ゆっくり食べるようにすると、噛む回数が増えて消化がよくなり、満足感もアップします。食べる量が少なくても満足感は得られるので、ダイエットにもつながるのです。

厚生労働省や日本咀嚼学会によると、咀嚼回数は1口あたり30回噛むべきだそうです。たくさん噛めば、食品の本来の味も感じられるので、ぜひ実践してみてください。

一度にたくさん食べるより、適度に間食するほうが太りにくい

Point

- ダイエット中、空腹感に耐えきれず、ごはんを大量に食べてしまうのは最悪のパターン。
- 三食のあいだに間食すると、空腹感を抑えることができる。
- 間食していれば、血糖値の上昇やインスリンの大量分泌を防ぐこともできる。

間食のメリット

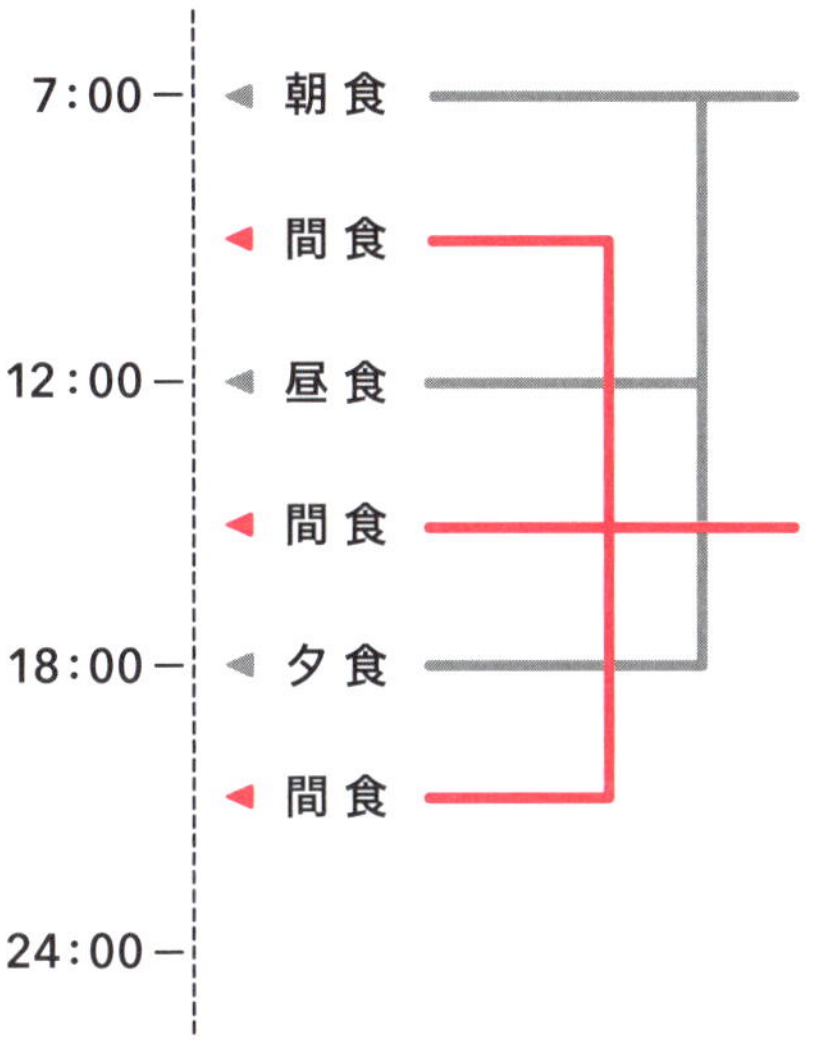

3食のとり方

朝食・昼食・夕食は、ごはんを減らしておかずを増やし、腹7〜8分目でおさめる。

間食のとり方

朝食・昼食・夕食、それぞれのインターバルに小腹がすいたら、ゆで卵やナッツを食べる。これで空腹感を抑えられる。

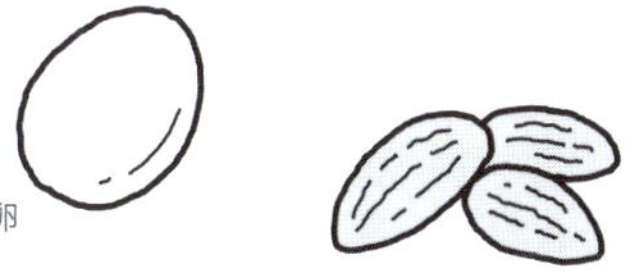

ダイエットしようと思い、食べる量を減らしても、空腹感に耐えるのは容易ではありません。途中で我慢しきれなくなって、ごはんを食いだめしたり、お菓子を大量に食べたりする人は多いでしょう。

実はそれは最悪パターン。一度に大量に食べるとインスリンが過剰に分泌されてしまいます。インスリンの別名は脂肪合成ホルモンといい、大量に分泌されると太ってしまいます。血糖値の上昇も気になるところです。

ダイエット中、空腹感に負けたくないなら、間食することをおすすめします。朝昼夕のメインの食事では、ごはんを減らしておかずを増やし、腹7〜8分目におさめます。そして インターバルに小腹がすいたら、すかさず間食するのです。

間食すると、空腹感に悩まされずにすむはずです。

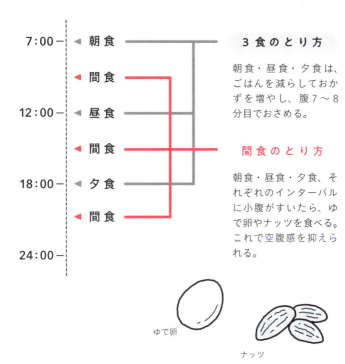

太りやすいのは、ショートケーキより大福

Point

- 糖質量が多い食品ほど太りやすい。
- ショートケーキと大福なら、大福のほうが糖質量は多い。和菓子だからといって、何個も食べると大変なことに！

密度が大きいほど糖質量も大きい

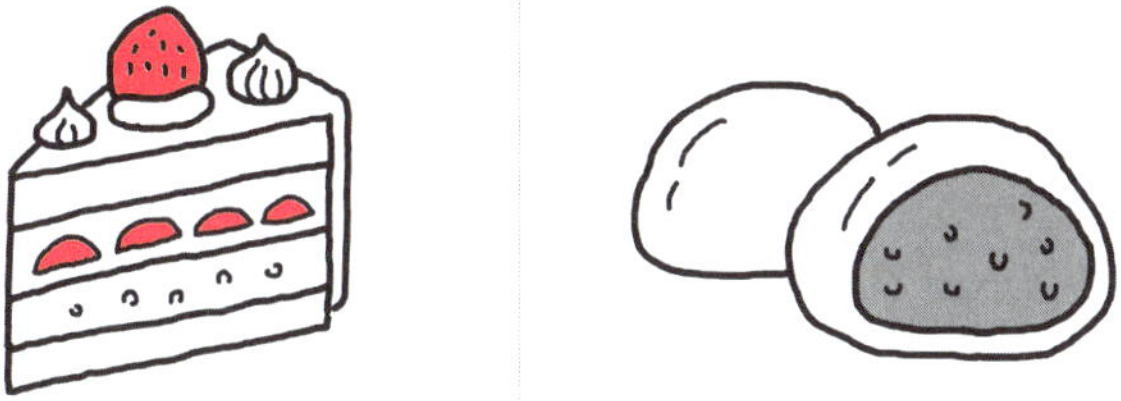

ショートケーキ		大福
多そう	見かけの糖質量	少なそう
小さい	密度	大きい
少ない	実際の糖質量	多い

※いずれもショートケーキと大福の比較

密度が大きいほど、その食品に含まれている糖質量も多くなる。

おいしそうなイチゴのショートケーキと大福が目の前にあります。ダイエット中だけど、今日だけは甘いもの解禁日。さて、あなたならどちらを食べますか？

甘いものを食べてしまったことに対する罪悪感を少しでも軽くしたいなら、ショートケーキのほうがいいでしょう。

ショートケーキ1個と大福1個を見比べると、和菓子の大福のほうが見た目は小さく、罪悪感なく食べられます。

でも大福のほうが砂糖たっぷりのあんこや皮で糖質量が多いため、インスリンが過剰に分泌し、脂肪がつきやすくなります。

ショートケーキは大福より重量が軽く、1個の糖質量は少ないうえ、生クリームの脂質が糖質の吸収を穏やかにしてくれます。見た目やイメージにだまされてはいけません。

ストレスで食欲を抑えられないときは固ゆで卵を食べよう

Point

- 脳がストレスにさらされると、食欲を増進するホルモンが分泌される。
- 空腹を我慢しきれなくなったら、固ゆで卵を食べて、脳のストレスを解消したほうがいい。
- 固ゆで卵は消化に時間がかかる分、脳の得られる満足感が大きい。

固ゆで卵でストレスを解消する

- 固ゆで卵は、
  1個食べるだけでも満足感を得られる。
- 消化に時間がかかり、
  それ以上食べたい欲求がなくなる。
- お手頃価格で、どこでも手に入る。
- ゆでるだけでいいので、
  誰でも簡単に作ることができる。

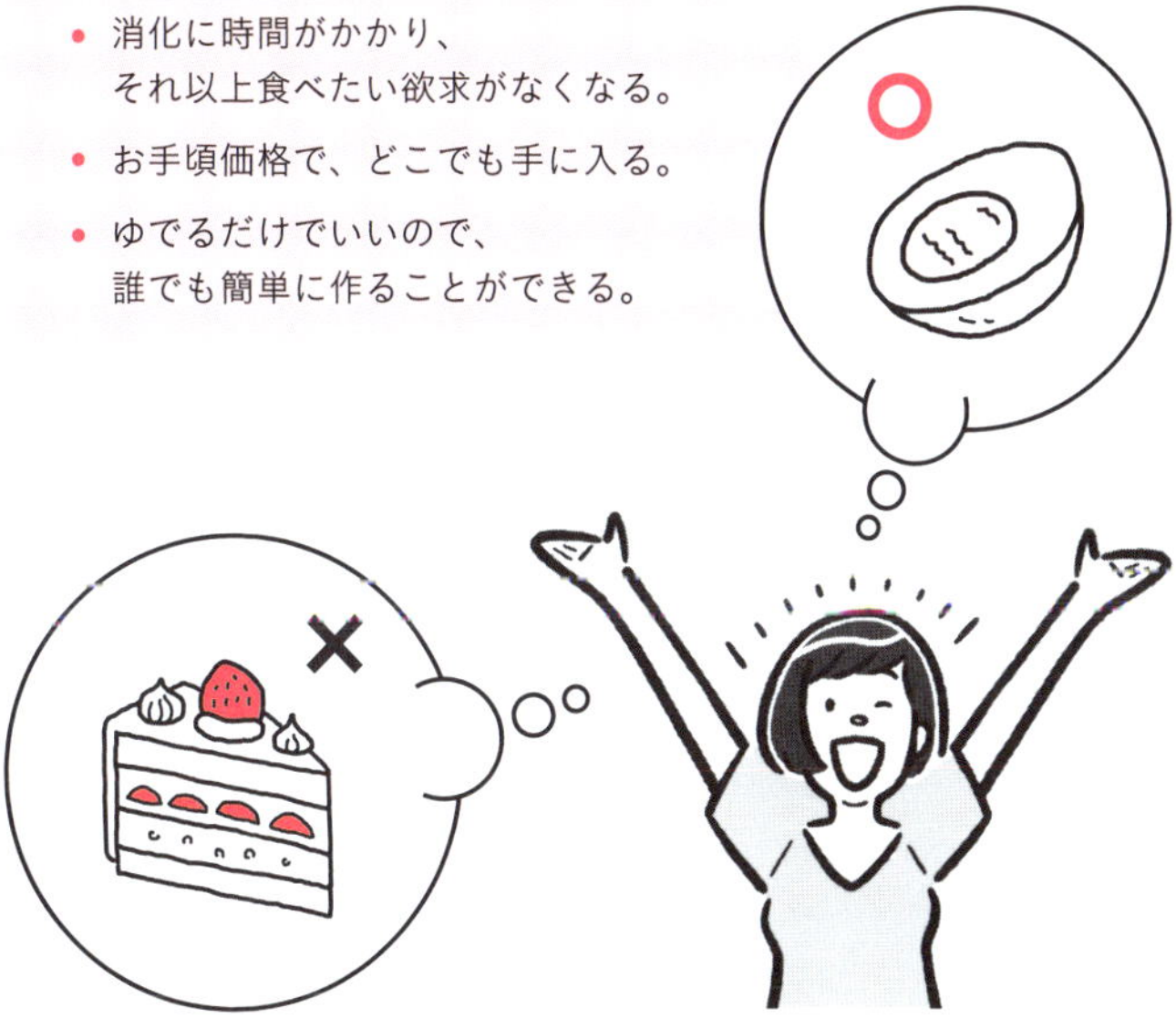

脳が強いストレスを感じると、食欲を増進するホルモンの分泌が増え、食欲を抑えるホルモンが減少するといわれています。イライラしているときや、つらくて落ち込んでいるとき、つい暴飲暴食してしまうのはこのためです。

そんな状況になったら、空腹のまま我慢し続けるのではなく、固ゆで卵を食べましょう。

固ゆで卵は1個でも満足感を得られます。また、腹持ちがいいことからわかるように、消化に時間がかかります。タンパク質が長時間胃にとどまると、脳が満足するため、それ以上食べたい欲求がなくなるのです。卵の価格が安く、誰でも簡単に作れる点も魅力です。

お菓子をドカ食いするよりは、固ゆで卵を食べて、ストレスから解放されましょう。

ヤセ菌を増やせば、やせる体質に近づける

Point

- 腸内には「ヤセ菌」と「デブ菌」がいる。
- ヤセ菌はやせる体質へと導き、デブ菌は太る体質へと導く。
- やせたい人はシンバイオティクスのアプローチで、ヤセ菌を増やすといい。

ヤセ菌とデブ菌の特性

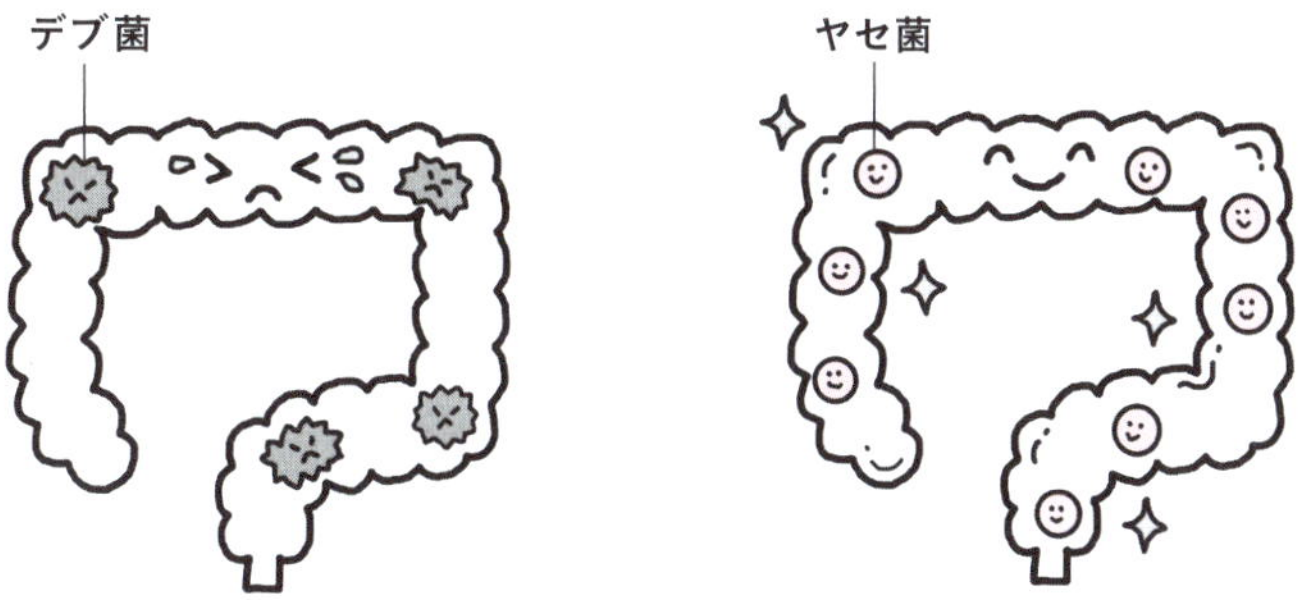

デブ菌が多い人は太る体質

デブ菌は脂肪の吸収を促進するはたらきをもっている。腸内にデブ菌が多いと太る体質へと導かれる。デブ菌はお菓子やジュースをとると増殖するので気をつける。

ヤセ菌が多い人はやせる体質

ヤセ菌が脂肪の吸収を抑えるはたらきをもっている。腸内にヤセ菌が多いとやせる体質へと導かれる。ヤセ菌を増やすには、食物繊維を多く含んでいる食品を食べるといい。

腸の中には、ヤセ菌（正式名バクテロイデス）とデブ菌（正式名ファーミキューテス）という菌がいます。ヤセ菌が脂肪の吸収を抑えるのに対し、デブ菌は脂肪の吸収を促進するはたらきがあることから、こう呼ばれるようになりました。

デブ菌が多いと、太る体質へと導かれます。実際に最近の研究によって肥満の人ほどデブ菌が多いことがわかっています。つまり、やせたいならデブ菌よりヤセ菌に活躍してもらい、やせる体質へと導いてもらわなければならないのです。

ヤセ菌を増やすには、54ページでも紹介しているシンバイオティクスがおすすめです。シンバイオティクスのアプローチでやせ菌を増やし、カラダをやせる体質へと変化させましょう。

日差しの強い朝は、トマトジュースで肌を守ろう

Point

- リコピンという赤色の色素栄養素が肌のトラブルから守ってくれる
- トマトには、リコピンがたっぷり含まれている。
- トマトジュースにオリーブオイルを垂らして飲むと、リコピンの吸収がさらにアップする。

リコピンは熱に強い

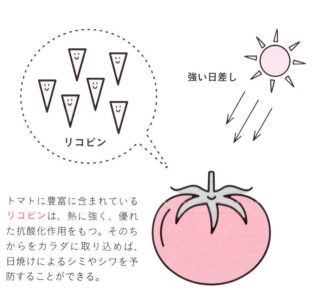

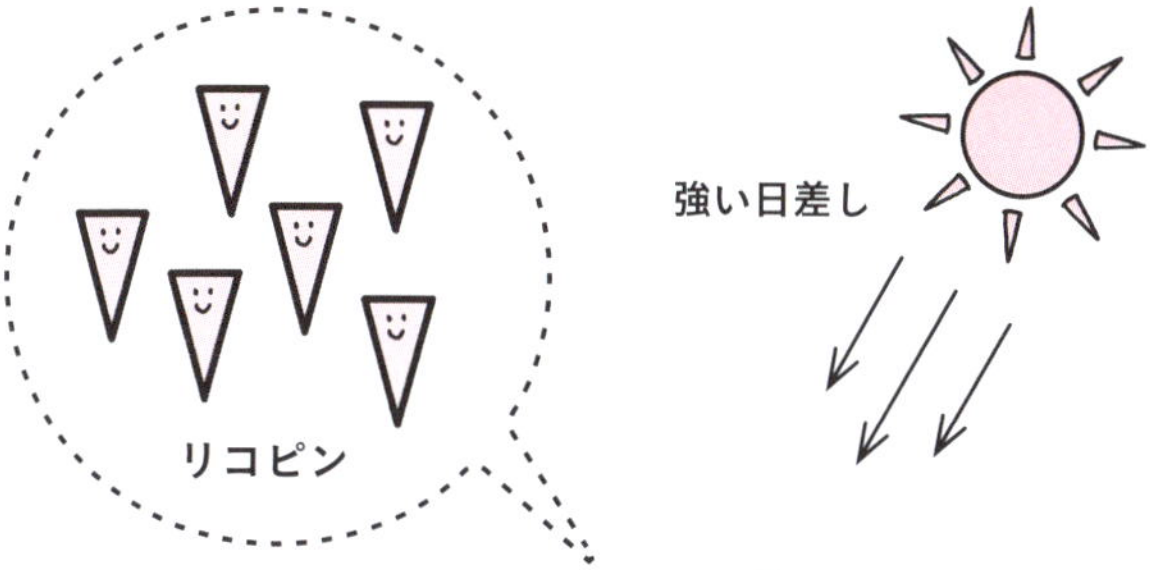

トマトに豊富に含まれている**リコピン**は、熱に強く、優れた抗酸化作用をもつ。そのちからをカラダに取り込めば、日焼けによるシミやシワを予防することができる。

日焼けによるシミやシワ、赤みは気になるものです。特に夏は日差しがきつくなり、油断していると肌のトラブルがどんどん深刻になっていきます。

日焼け止めなどでケアするのは当然ですが、「食べる」ことでも肌を守ることができます。

「食べる日焼け止め」といわれているのがトマトです。トマトにはリコピンという赤色の色素をもつ栄養素がたくさん入っていることをご存じでしょうか？

リコピンは熱に強く、優れた抗酸化作用をもっています。その抗酸化作用により、日焼けによるシミやシワ、赤みを軽減できるのです。

朝、出かける前に、オリーブオイルを垂らしてリコピンの吸収をアップさせたトマトジュースを飲むようにしましょう。

食べてよし、パックしてよし
クレソンで肌トラブルを予防する

Point

- カット野菜は洗浄・殺菌処理されているため、栄養価が低い。
- クレソンは肌にいいβ-カロチンやビタミンCの豊富な野菜。サラダにして食べれば、肌トラブルの予防になる。
- ペースト状にしてパックしてもいい。

カット野菜よりクレソンのワケ

カット野菜は栄養価が低い

商品化する際に洗浄・殺菌処理を施すため、ビタミンB群やビタミンCが失われてしまう。

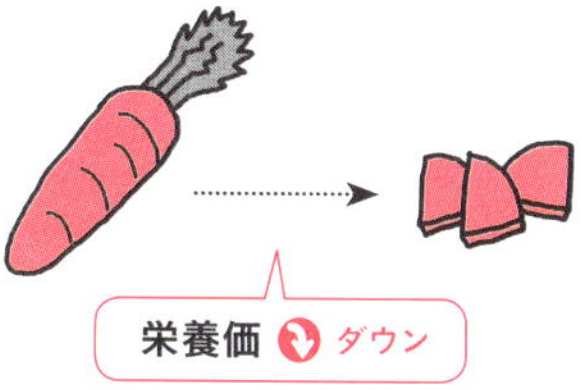

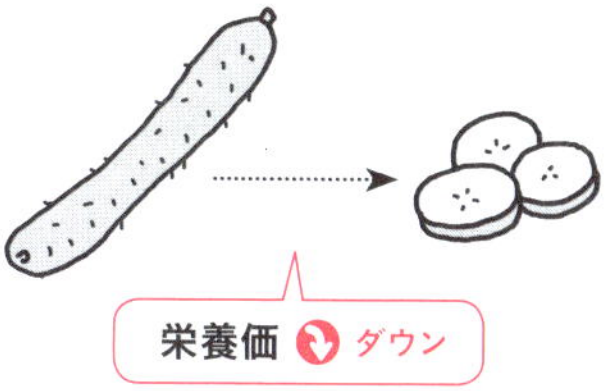

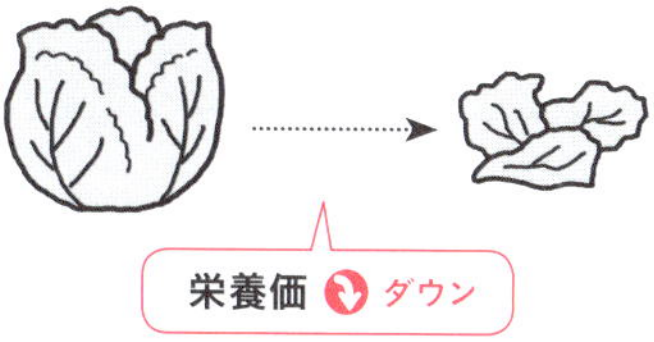

クレソンは知られざる高栄養野菜

クレソンはヨーロッパ原産の香草。栄養価が非常に高く、隠れたスーパーフードともいわれている。

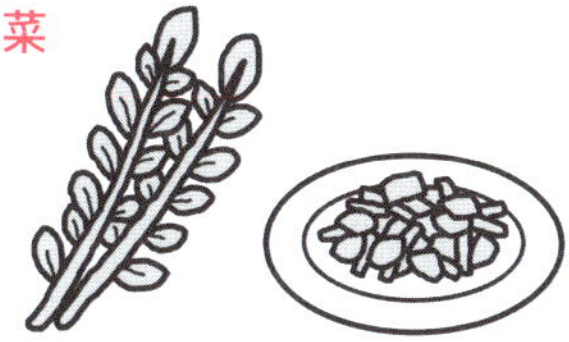

忙しい現代人にとって、カット野菜は、手軽で便利な食品です。でも、カット野菜はお店に並ぶ前に洗浄・殺菌処理されているため、水溶性の栄養素であるビタミンB群やビタミンCが減っています。

健康を意識するなら、カット野菜よりクレソンを買って、自分でサラダを作ってはどうでしょうか。

クレソンといえば肉料理の付け合わせ野菜のイメージが強いですが、実は栄養価が高く、最近ではサラダや炒め物などに利用されるようになっています。

クレソンに多く含まれているβ-カロチンやビタミンCは、肌トラブルの原因となる活性酸素を除去するはたらきがあります。生のまま、ベーコンや鶏のささみなどと一緒にサラダにして食べましょう。

ペースト状にして肌をパックするのもおすすめです。

きれいな髪をいつまでも保ちたいなら、タンパク質と亜鉛をとろう

Point

- システインが不足すると、抜け毛、切れ毛、枝毛が増える。
- 鉄不足も髪のトラブルの原因になる。
- 卵や牛肉、茶色い煮物が髪をきれいに保つ秘訣。

“茶色”が意味することは？

髪のために
煮物も食べま
しょう。

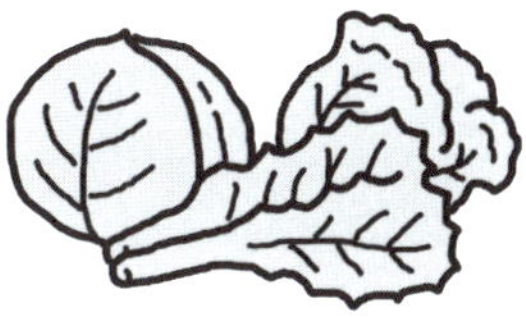

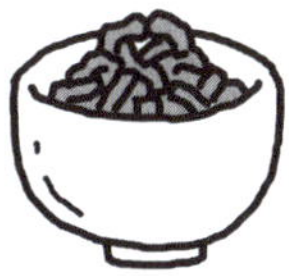

鮮やかな緑黄色野菜 ＜ **地味な茶色の煮物**

多く含まれているシュウ酸という成分が鉄や亜鉛の吸収を邪魔することがある。

茶色は酸化した（＝鉄が豊富に含まれている）証拠。鉄をたくさんとることができる。

髪の主成分はタンパク質の一種であるケラチンです。ケラチンはシステインというアミノ酸から作られ、システイン不足は抜け毛、切れ毛、枝毛などにつながります。

システインを増やすには、卵や肉、魚などの動物性の食品を食べること。それらに含まれているメチオニンがシステインを作ってくれます。

髪のトラブルは鉄不足からも起こります。鉄不足になると、酸素や栄養が髪に行き渡らなくなるからです。

女性は健康を意識してサラダをよく食べます。でも、野菜に含まれているシュウ酸が鉄や亜鉛の吸収を邪魔することもあります。

鮮やかな緑黄色の野菜は魅力的ですが、それと同じか、それ以上に茶色い煮物をとりましょう。茶色は鉄や亜鉛が空気に触れて酸化したから。鉄が豊富に含まれている証拠です。

カキのソテーでフケ知らず

Point

- フケの要因のひとつに、栄養の問題がある。
- ビタミンAと亜鉛には、皮膚や粘膜などの上皮組織を正常に保つはたらきがある。
- ビタミンAと亜鉛を両方とるなら、カキのソテーがおすすめ。卵も一品で両方含んでいる。

フケが出るメカニズム

いい頭皮

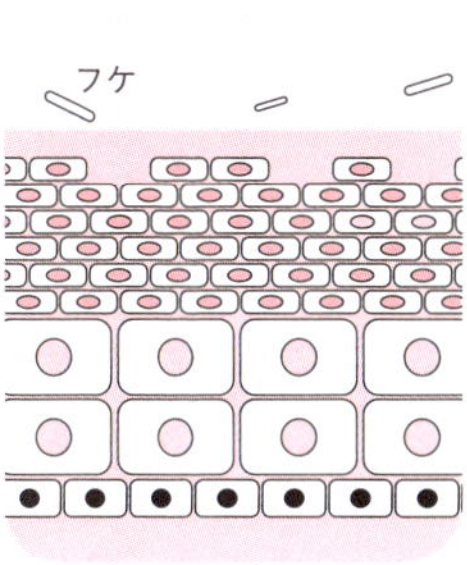

角質の代謝が正常に行なわれており、角質が剥がれても小さいので目立たない。

悪い頭皮

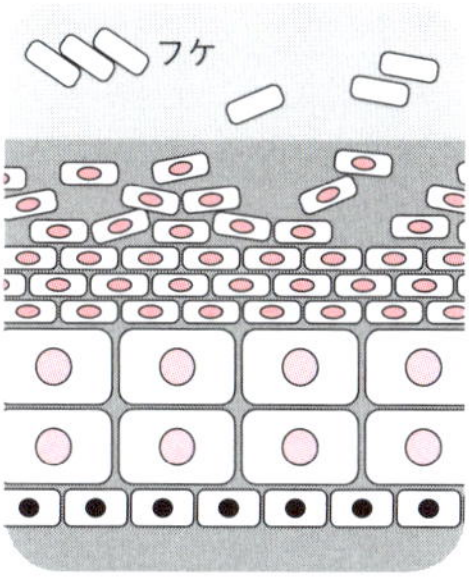

角質の代謝が異常をきたし、角質が未熟なまま剥がれて大きなフケになってしまう。

ビタミンAと亜鉛が改善！

ビタミンAと亜鉛には、皮膚や粘膜などの上皮組織を正常に保つはたらきがあり、代謝の異常を改善してくれる。フケが気にならなくなる。

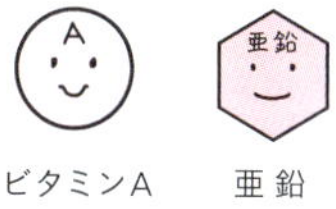

良質のシャンプーを使っても、毎日髪を洗っても、なかなかフケの悩みが解消しないという人が少なくありません。これまでのフケ対策で効果がみられないようなら、一度、食生活を見直してみてはどうでしょうか。毎日3食きちんととるようにするのです。

そのとき意識したいのがビタミンAと亜鉛をとること。どちらにも皮膚や粘膜などの上皮組織を正常に保つはたらきがあります。

具体的な料理としては、カキのソテーがおすすめです。カキは亜鉛を豊富に含んでいるので、バターで炒めればビタミンAと亜鉛を同時にとれます。卵もまた、ビタミンAと亜鉛が両方入っている優れものです。

ひとつ気をつけたいのは、お酒を一緒に飲まないこと。アルコールは体内で分解される際に亜鉛を消耗してしまうからです。

手荒れが気になるなら、タンパク質を毎日欠かさずとろう

Point

- 洗剤が手荒れ（湿疹）の原因のひとつになっている。
- 強い皮膚はタンパク質によって作られる。
- 植物性よりも動物性のタンパク質が皮膚にいい。
- タンパク質の〝食いだめ〟はできないので、毎日欠かさずとることが大切。

タンパク質は“食いだめ”できない

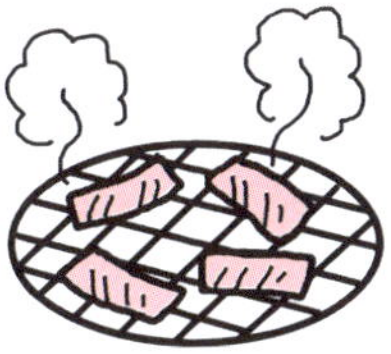

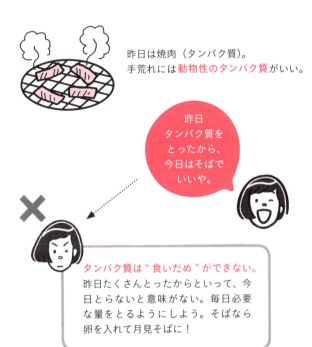

昨日は焼肉（タンパク質）。
手荒れには**動物性のタンパク質**がいい。

昨日
タンパク質を
とったから、
今日はそばで
いいや。

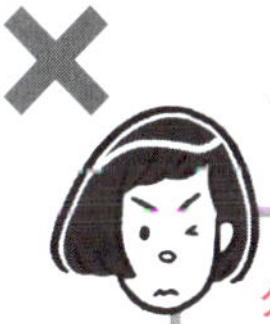

タンパク質は“食いだめ”ができない。
昨日たくさんとったからといって、今日とらないと意味がない。毎日必要な量をとるようにしよう。そばなら卵を入れて月見そばに！

　手荒れ（湿疹）の原因のひとつは洗剤です。洗剤で手の皮脂が落ち、バリア機能が失われると、そこに洗剤の化学物質が入り込んで炎症が引き起こされます。つまり洗剤に負けない強い皮膚を作ることが、手荒れの対策になるのです。

　皮膚を強くするためには、動物性のタンパク質を毎日欠かさずとることが大切です。タンパク質は〝食いだめ〟ができないので、毎日とるようにしましょう。具体的には、肉や魚、卵などがおすすめです。

　ただし、手荒れが治るまでには時間がかかります。タンパク質はカラダの重要なところから順番に使われていき、直接命にかかわらない皮膚にまわってくるのは最後だからです。裏を返せば、肌がきれいになるのは、カラダがタンパク質で満たされてきている証拠。毎日コツコツとり続けましょう。

ひじ、ひざ、かかとのガサガサは、卵やバターで改善しよう

Point

- ガサガサになりやすいひじ、ひざ、かかとは、軽石などでケアしようとしても逆効果。カラダの内側から変えたほうがいい。
- 卵やバターは動物性由来のビタミンAが豊富に含まれている。それらを意識的にとれば、ガサガサ対策になる。

皮膚の正常化に貢献するビタミンA

ビタミンAには2種類ある

動物性食品
レチノール
緑黄色野菜
カロチン

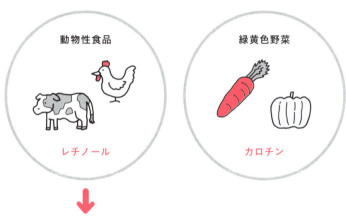

皮膚や粘膜の細胞の正常化に貢献している

レチノールが豊富に含まれている卵やバターなどをとれば、ひじ、ひざ、かかとがスベスベに。

ひじ、ひざ、かかとは、肌がガサガサになりやすい部分です。軽石や専用の器具でケアしようとしても、刺激を受けた皮膚がその部分を守ろうとするため、さらにゴワゴワの硬い肌になってしまいます。

ひじ、ひざ、かかとのガサガサを解消するには、カラダの外側からではなく、内側から変えていくことが大切です。具体的には、卵やバター、チーズ、生クリームなどをとるようにするといいでしょう。

皮膚や粘膜の細胞の正常化に貢献しているのは、レチノールと呼ばれる動物性由来のビタミンA。これが卵やバターなどにたくさん含まれています。

料理を作るなら、卵とバターで炒めたオムレツが最高。乾燥しがちな季節には、毎日食べてもいいくらいです。

指先のおしゃれを楽しむ前に、牛肉を食べて爪を丈夫にしよう

Point

- タンパク質が不足すると、爪が薄くなったり、もろくなったりする。
- ビタミンB6をとることによってタンパク質の利用効率が高まり、爪がきれいに。
- 爪の変形の原因としては、鉄不足が考えられる。鉄を積極的にとりたい。

タンパク質の利用効率をアップする方法

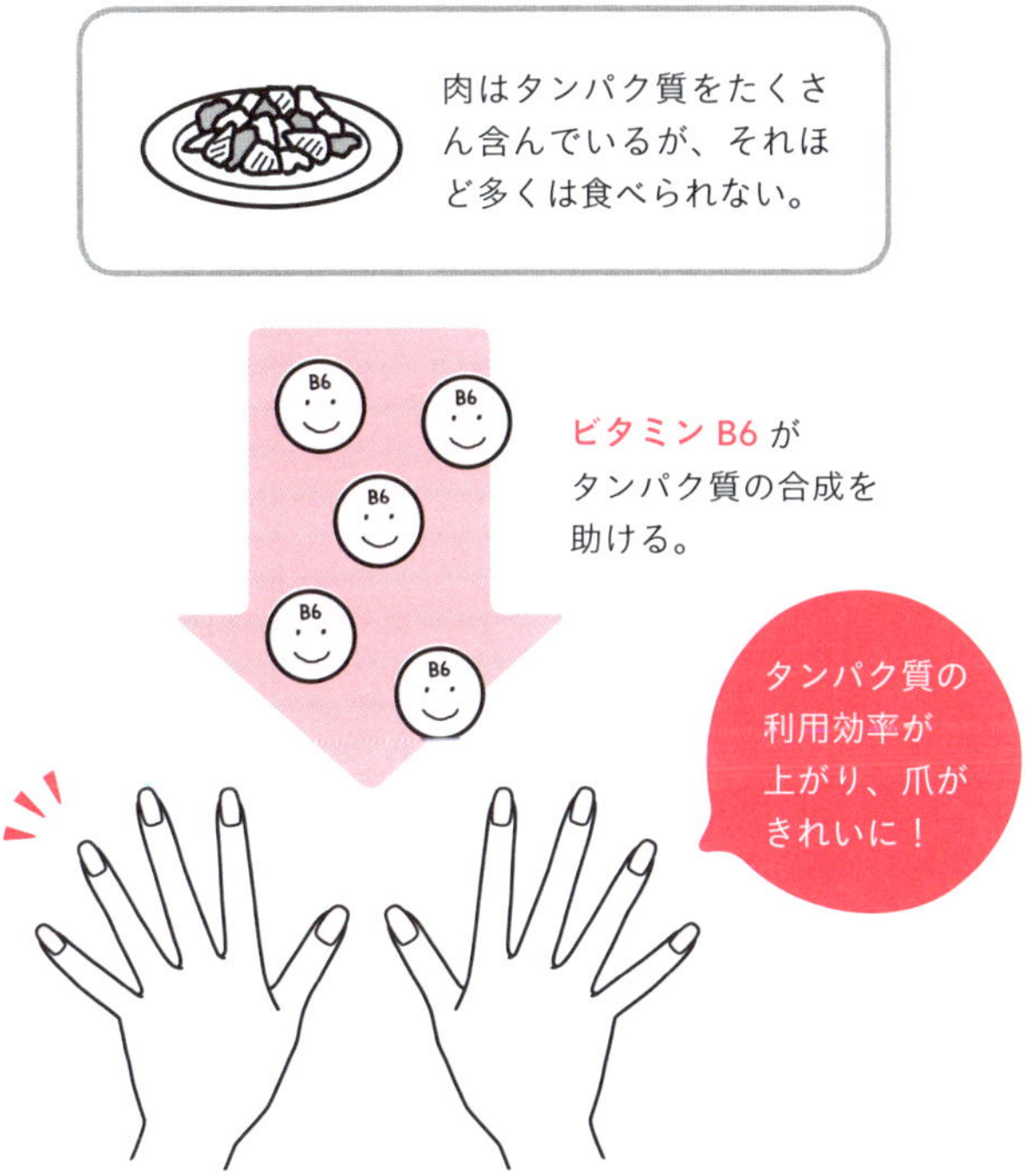
肉はタンパク質をたくさん含んでいるが、それほど多くは食べられない。
B6
ビタミンB6がタンパク質の合成を助ける。
タンパク質の利用効率が上がり、爪がきれいに！

ネイルデザイン・アートが人気ですが、爪にトラブルが起こると、それも楽しめなくなってしまいます。

爪が薄くなったり、割れやすくなったりする主な原因は、タンパク質不足が考えられます。爪は主にタンパク質でできていて、タンパク質が不足すると爪がもろくなるのです。

肉でタンパク質不足を補うのもいいのですが、現実的にはそれほど多くの肉を食べられません。

そこで考えたいのが、ビタミンB6でタンパク質の利用効率を高める方法です。

ビタミンB6はタンパク質の合成を助ける栄養成分。牛肉レバーにはビタミンB6だけでなくタンパク質も豊富に含まれているのでおすすめです。

また、爪の変形は鉄不足の可能性があります。牛肉の赤身で鉄と亜鉛をとりましょう。

ニンジンがニキビ・吹き出物対策になる

Point

- いくつになっても悩みのタネになるニキビや吹き出物は、食生活を見直すと改善できる可能性がある。
- 糖分や脂質は皮脂の分泌を促進し、ニキビや吹き出物の悪化につながる。
- ビタミンAを豊富に含む食品や、体内でビタミンAに変換されるβカロチンを多く含むニンジンを積極的に食べるといい。

ニキビや吹き出物にいいもの・悪いもの

ニキビ・吹き出物を増やす

- 炭水化物
- 脂質
- 糖分
- 酒類
- カフェイン
- 辛いもの

ケーキ

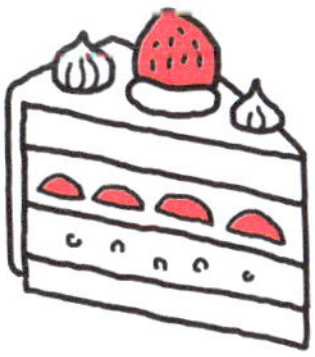

ニキビ・吹き出物を消す

- βカロチン（特にニンジン）
- ビタミンC
- ビタミンB群
- リコピン
- 食物繊維

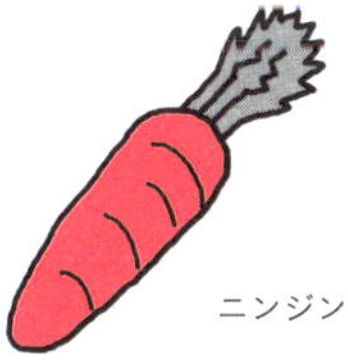

ニンジン

ニキビや吹き出物は、若いときだけでなく、歳を重ねてからも悩みのタネになります。市販の薬でスキンケアをするのも大切ですが、食生活に気をつけることで改善することもあります。

まず、糖分や脂質のとりすぎはNGです。糖分や脂質は皮脂の分泌を促し、ニキビや吹き出物の悪化につながります。お酒やコーヒーといった嗜好品もビタミンCを消耗させたり、ストレスにつながったりするので避けましょう。

逆に積極的にとりたいのが、ビタミンAを豊富に含む食品。美肌効果のある栄養素といえばビタミンCが有名ですが、ビタミンAは肌の代謝に大きく関係しています。

ニンジンもたくさん食べたい食品です。体内でビタミンAに変換されるβカロチンの含有量が非常に高いからです。

カカオ含有量70%以上のチョコレートを食べてアンチエイジング

Point

- アンチエイジングには、抗酸化作用のあるポリフェノールが効果的。
- カカオ含有量70%以上の高カカオチョコレートには赤ワイン以上のポリフェノールが含まれている。
- カラダの劣化を最小限にとどめたいなら、高カカオチョコレートをとるといい。

高カカオチョコレートの効果的な食べ方

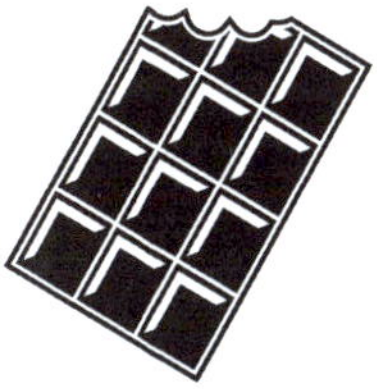

カカオポリフェノール
のちから

- 肌などの劣化を防ぐ
- 血圧を低下させる
- 動脈硬化予防
- アレルギー改善

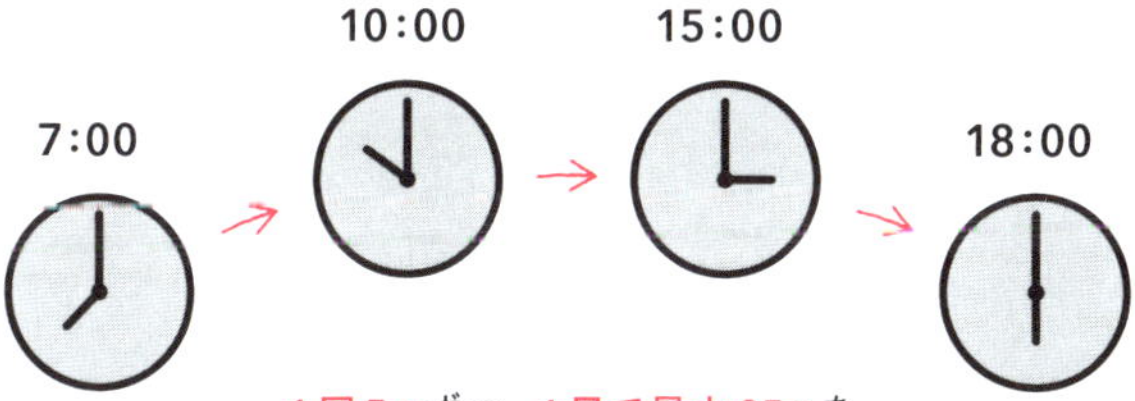

1回5gずつ、1日で最大25gを目安に食べる（カカオポリフェノールの抗酸化作用は持続しにくいため、何回かに分けてとる）

ポリフェノールがアンチエイジングに効果的ということは、今ではよく知られています。ポリフェノールには抗酸化作用があり、肌などにダメージを与える活性酸素から守ってくれます。

ポリフェノールの豊富な食品といえば赤ワインが有名です。でも、高カカオのチョコレートのことも忘れてはいけません。

カカオ86％のチョコレートには、なんと赤ワインの約16・3倍ものポリフェノールが含まれており、肌をはじめとするカラダの劣化を防いでくれるのです。

チョコレートを食べるなら、カカオ含有量の70％以上の高カカオチョコレートがおすすめ。食べすぎに注意しながら、カラダの劣化を最小限にとどめましょう。

口臭が気になるなら、胃の粘膜を改善しよう

Point

- 口臭の原因は虫歯、口の乾燥、胃腸の不調などさまざま。
- 胃の調子が悪いなら、胃にピロリ菌がいるかどうかを確認する。
- 胃が荒れているなら、グルタミンをとる。

お口のニオイはピロリ菌や胃荒れが原因かも

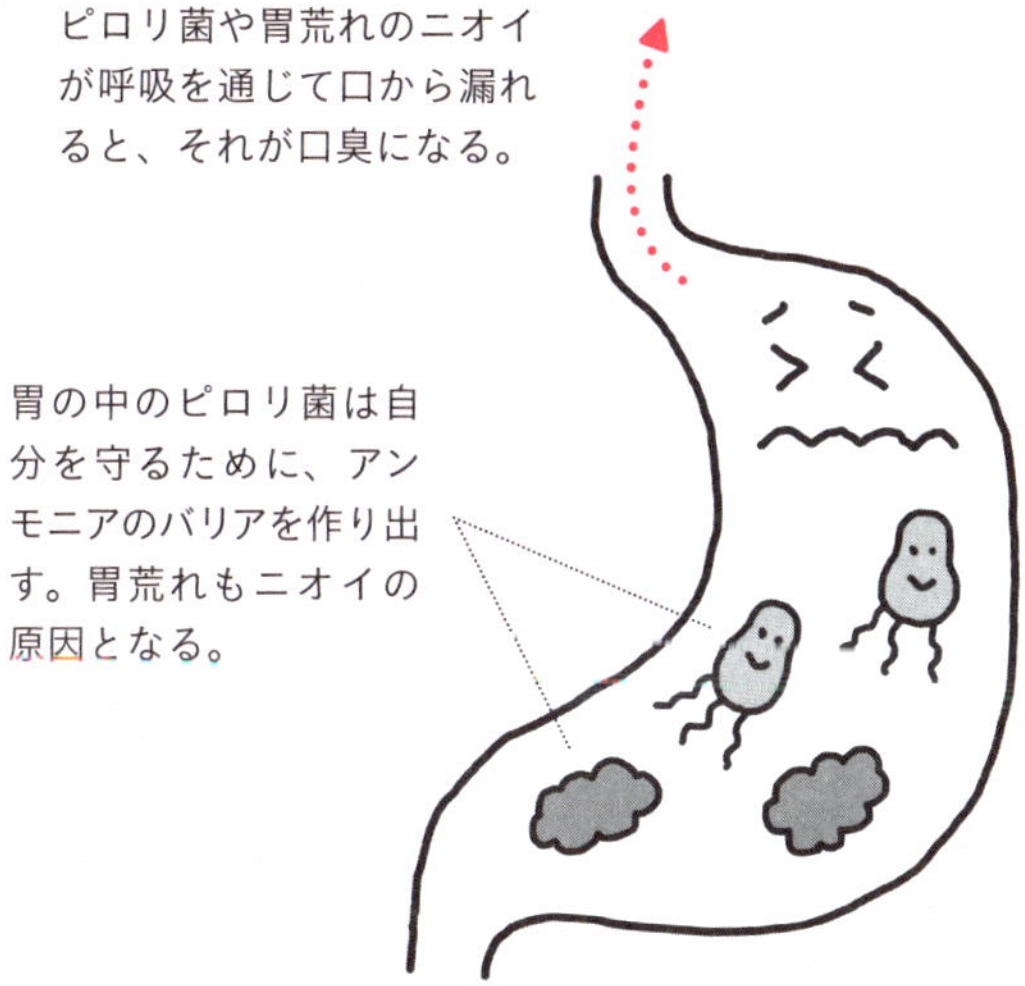
ピロリ菌や胃荒れのニオイが呼吸を通じて口から漏れると、それが口臭になる。
胃の中のピロリ菌は自分を守るために、アンモニアのバリアを作り出す。胃荒れもニオイの原因となる。

お口のニオイは、誰しも多かれ少なかれあるものです。その原因は虫歯や口の乾燥、胃腸の不調などさまざまです。

胃の調子が悪いと、食べ物が未消化のまま胃の中に残され、イヤなニオイのガスが発生します。そのガスが口のほうに到達し、口臭になるのです。

では、なぜ胃は調子が悪くなるのでしょうか。

たとえば、胃にピロリ菌がいると、不調に陥ります。また、胃の荒れも原因のひとつです。

ピロリ菌は、病院で検査してみて、もし確認されたら除菌しましょう。胃の荒れは、サプリメントでグルタミンをとると、粘膜を修復することができます。

胃の調子が正常に戻れば、口臭も気にならなくなるかもしれません。

ひどいむくみは、卵と鶏肉で防ぐ

Point

- タンパク質が不足すると、細胞や血管内の水分が外に漏れ出てしまい、脚や顔がむくむ。
- むくみを防ぐためには、タンパク質をとることが重要。
- コーヒーに含まれているカフェインの利尿作用で水分を排出する方法はNG。

むくみを防ぐ方法

○ タンパク質をとる

タンパク質の一種であるアルブミンは、水分をためておく力をもっている。アルブミンが増えれば、細胞や血管内にある水分の移動を防ぐことができる。

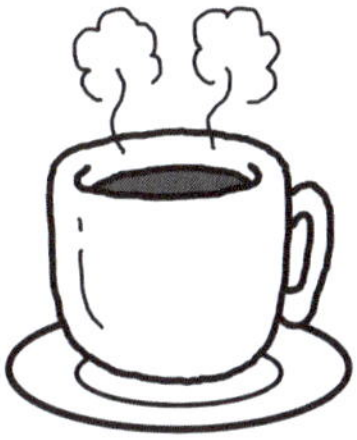

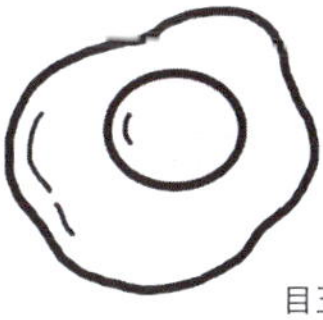

目玉焼き

× コーヒーを飲む

コーヒーに含まれているカフェインは利尿作用が強い。カフェインの利尿作用で水分を排出する方法はNG。

夕方になると脚が太くなっていて、ストッキングをめくると痕《あと》がくっきり……。女性に多いむくみです。

むくみの原因には、タンパク質不足があります。アルブミンというタンパク質は、細胞や血管内に水分をためておくはたらきがあります。これが不足すると、水分が細胞の外へ漏れ出て、夕方頃にはカラダの下のほうに流れ着くため、脚がむくむことになるのです。アルブミン不足の状態で寝ると、水分は頭部のほうに流れるので、朝は顔がむくみます。

むくみが気になる人は、卵や鶏の胸肉でタンパク質をとりましょう。

逆に、おすすめできないのがコーヒーを飲む方法。カフェインの利尿作用で水分を排出するというものです。むくんでいる人はカラダが脱水しているのに、そこからさらに水分が失われると血流が悪くなり、具合が悪くなるからです。

シミのないツルツルたまご肌を目指すなら、お酒はほどほどに

Point

- 体内で作られるシステインというアミノ酸がシミを薄くしてくれる。
- システインはアルコールなどによって消費されてしまうので、お酒はたしなむ程度にしたほうがいい。
- 肉、卵、マグロ、カツオ、サケ、チーズ、大豆、ナッツなどをとると、体内でシステインが作られ、たまご肌に近づく。

システインが美肌のカギを握っている

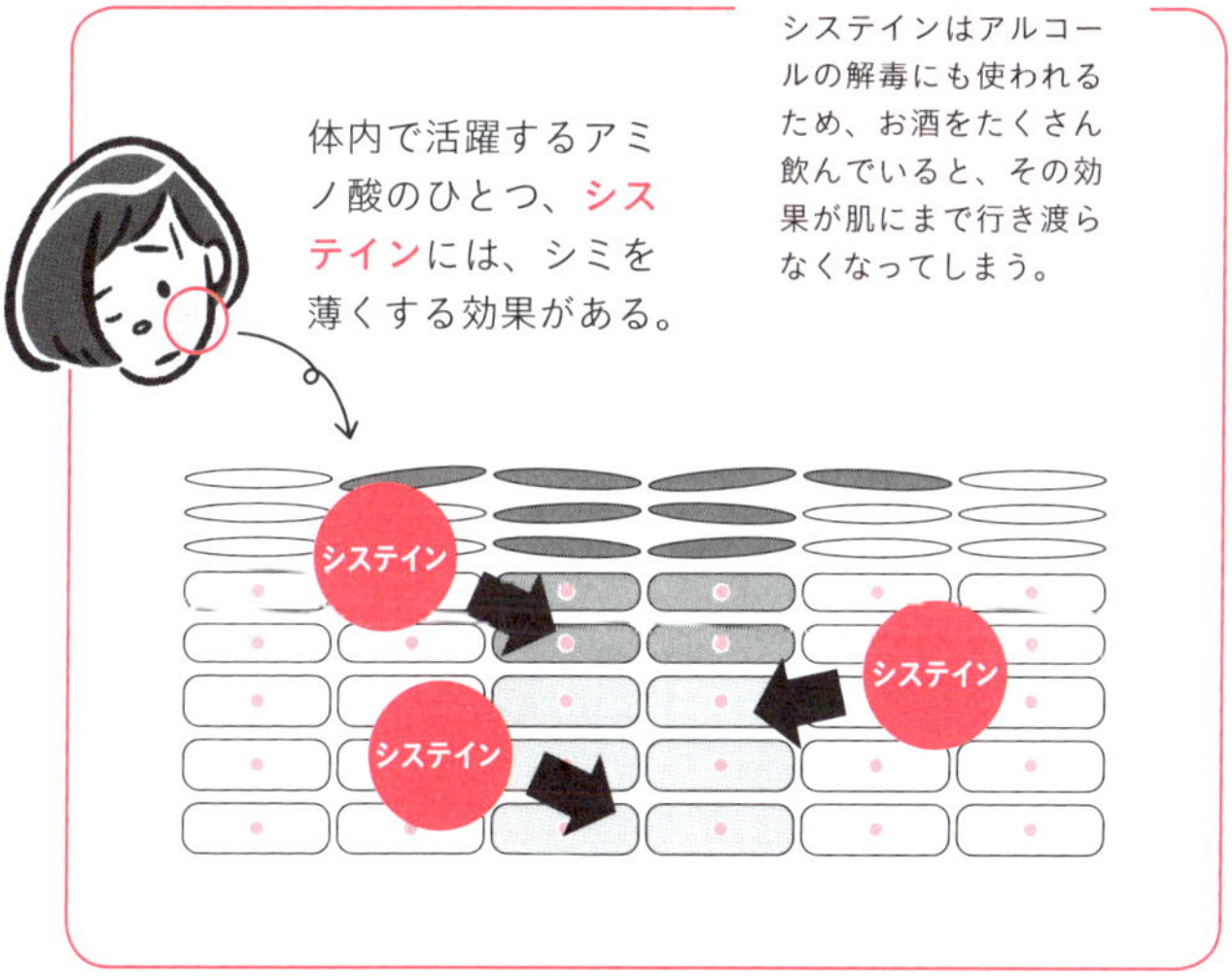
体内で活躍するアミノ酸のひとつ、システインには、シミを薄くする効果がある。
システインはアルコールの解毒にも使われるため、お酒をたくさん飲んでいると、その効果が肌にまで行き渡らなくなってしまう。
システイン
システイン
システイン

シミを気にしてレーザー治療を受ける人が増えているようですが、シミの予防・改善には、日頃の食生活が重要になってきます。

まず見直したいのは、お酒を飲みすぎること。シミは体内で作られるシステインというアミノ酸によって薄くなりますが、お酒をたくさん飲むと、システインがアルコールを解毒するために使われ、肌にまで行き渡らなくなってしまいます。肌のことを考えれば、お酒はたしなむ程度にしたほうがいいでしょう。

システインはニンニクやブロッコリーなどに含まれていますが、その量はごくわずかです。それより肉、卵、マグロ、カツオ、サケ、チーズ、大豆、ナッツなどをとって、体内でメチオニンというアミノ酸からシステインを作るのが有効です。

コラーゲン配合ドリンクでプルプル肌になるのは難しい

Point

- コラーゲン配合ドリンクを飲んだ次の日、肌の調子がいいのはたぶん気のせい。
- 毎日コツコツとコラーゲンの材料になる栄養素をとり続けていると、プルプル肌を手に入れることができる。
- 肌の代謝サイクルは20代で約28日といわれているので、効果が現れるのは早くても約1カ月後。

新しい肌ができるプロセス

コラーゲン

コラーゲンはタンパク質の一種。肌をバネのように支えている。その生産量は年齢とともに衰え、肌は弾力を失う。

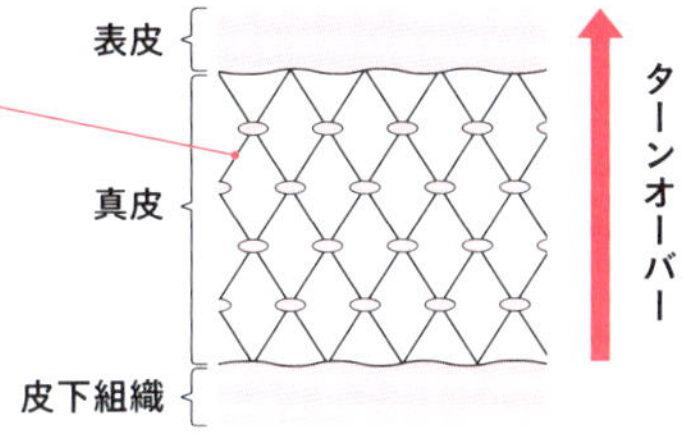

ターンオーバーの周期

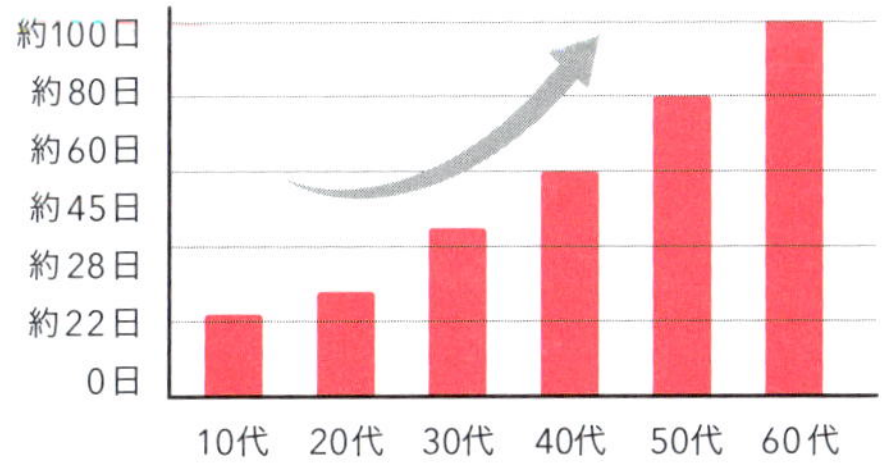

肌にはターンオーバーがあるため、コラーゲンの効果はすぐに出ない。

肌のシワやたるみが気になる年頃になると、ついついコラーゲン入りの食品やドリンクに手が出ます。そして、それを食べたり飲んだりした次の日は、肌がプルプルになったように感じます。でも、それはきっと気のせいです。

肌の代謝サイクル（ターンオーバー）は、20代で約28日、30代で約45日、40代で約60日。20代の人が化粧水を替えるときに、「1カ月間は使い続けてください」といわれるのはそのためです。前の日に飲んだコラーゲン配合ドリンクの効果が翌日に出ることはありえません。

また、コラーゲン分子は胃でバラバラになり、肌のコラーゲンの材料として使われるかもわかりません。

プルプル肌を手に入れたければ、毎日コツコツとコラーゲンの材料（タンパク質、鉄、ビタミンC）になる栄養素をとり続けることです。

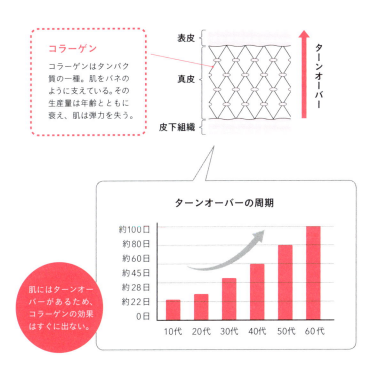

青アザができやすい人は、コラーゲンの材料になる栄養素をとろう

Point

- 手足の内出血は体内でコラーゲンがうまく生成できていないと現れやすい。
- 肌や爪、血管などはコラーゲンを材料に作られている。
- コラーゲンは鉄やタンパク質、ビタミンCから作られる。

コラーゲンが不足するとどうなるか

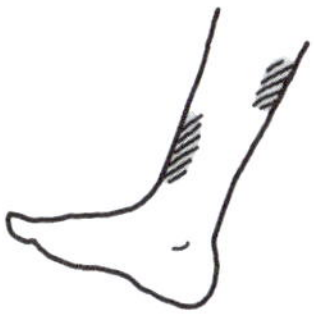

あれ、足に青アザが！ それはコラーゲン不足かも

人間の皮膚のおよそ7割はコラーゲン。肌や爪、血管などもコラーゲンを材料に作られている。そのためコラーゲンが不足すると、弱くなった血管が破れて内出血といったことがたびたび起こる。

コラーゲンを作る食品

コラーゲンを増やせば、青アザ予防になる。さらにピチピチ、モチモチの肌の形成にもつながる。

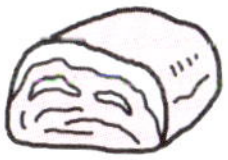

牛肉

鉄やタンパク質を多く含んでいる。レモンを添えればビタミンCも一緒にとれる。

どこにもぶつけた記憶がないのに、いつのまにか手足に青アザができているという人は、コラーゲンの材料が不足しているのかもしれません。そもそもコラーゲンとはタンパク質の一種で、カラダのあらゆる部分に存在しています。

その生成には鉄やタンパク質、ビタミンCがなくてはならず、不足するとコラーゲンによって作られている肌や爪、血管などが弱くなり、手足を壁にちょっとぶつけただけで血管が破れて内出血を起こしてしまうのです。

血管を強くするには、鉄やタンパク質、ビタミンCをとり、体内のコラーゲンを増やす必要があります。

ふだんカロリーや脂肪分を気にして、肉は鶏肉を選んでいるなら、牛肉を食べる機会を増やしましょう。牛肉は鉄やタンパク質などコラーゲンの材料を多く含んでいます。

イライラしたときには、甘いものを食べるより、適度な運動をしたほうが幸せになれる

Point

- 甘いものやおいしいものを食べると、β-エンドルフィンが分泌される。
- β-エンドルフィンは「脳内麻薬」といわれ、糖質摂取量増加の原因に。
- 食事だけでなく、運動したときにもβ-エンドルフィンは増加するので、食べるより運動したほうがいい。

β-エンドルフィンを増やす方法

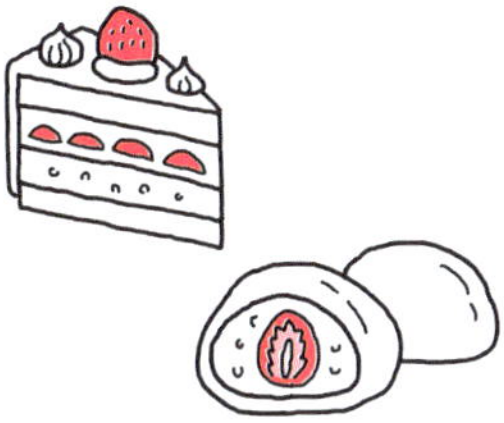

① 食べる

甘いもの、おいしいものを食べる。糖質と脂肪を一緒にとると、β-エンドルフィンの分泌がますます増え、多幸感に浸ることができる。

② 運動する

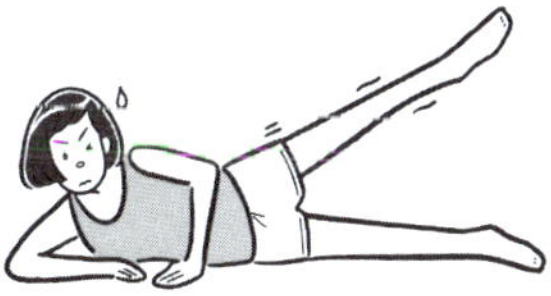

適度に運動をする（軽く汗をかくくらいでもOK）。マラソンの「ランナーズ・ハイ」で感じる快感や陶酔感は、β-エンドルフィンの分泌促進によるもの。熱めのお風呂に「気持ちいい」と思う時間つかるのもいい。

運動しても、甘いものを食べてもβ-エンドルフィンが分泌され、幸せを感じることができる。太りたくないなら、運動して幸せを感じたほうがいいのでは……。

脳内麻薬、究極の快楽物質……。

そんな怪しげな呼ばれ方をするのがβ-エンドルフィンという脳内ホルモンです。マラソンでいわゆる「ランナーズ・ハイ」になったときや性行為のとき、そして甘いもの、おいしいものを食べたときなどに分泌が促進され、幸せ感を高めるといわれています。

幸せを感じられるなら問題ないのでは、と思うかもしれません。でも、幸せ感を求めるあまり、甘味や糖質の摂取量が増えていくと、そのうち摂取しないとイライラするなどの禁断症状が出てしまうのです。

β-エンドルフィンは、軽く汗をかくくらいの運動でも増加します。イライラしてきたら、カラダを動かして解消しましょう。お菓子を食べすぎて不健康になるよりいいのではないでしょうか。

断食をすると、やせるどころか、太るカラダができあがる

Point

- 体重が変わらず、体脂肪が増えていれば、それは筋肉が脂肪に変わった証拠。
- 筋肉が脂肪に変わる原因のひとつに、断食がある。
- 断食をして必要なカロリー量がとれないと、カラダは筋肉を糖質に変えてエネルギーにするため、そのぶん体脂肪が増えてしまう。

筋肉が脂肪に変わるしくみ

糖質
筋肉
通常、糖質は
筋肉に運ばれて
エネルギーとなる。
糖質をとりすぎて筋肉が
代謝しきれなくなると、
余剰分は脂肪になる。

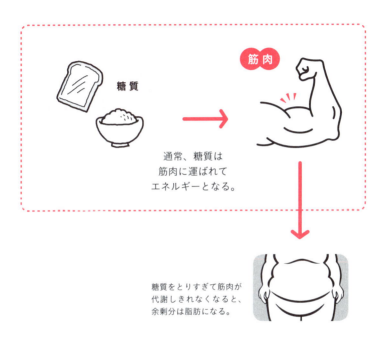

体重が増えていないのにお腹が出てきたという人は、もう一度、体重計に乗って体脂肪を測ってみてください。おそらく、体脂肪が増えていると思います。これは筋肉が脂肪に変わったことを意味します。

その原因のひとつとして、断食が考えられます。断食で1日にとるカロリー量を大幅に制限すると、カラダは糖質不足になります。それでもカラダは臓器などを動かすためにエネルギーを得なければならず、筋肉を壊して糖質に変えることでエネルギーを作ります。

筋肉の量は基礎代謝の量に関係しています。したがって、筋肉の量が落ちているにもかかわらず、それまでのように食べていたら、減った筋肉のぶんを代謝できず脂肪になります。こうして太るカラダができあがるのです。

ココナッツオイルダイエットは、正しい方法で実践しよう

Point

- ココナッツオイルをコーヒーなどに入れて飲むことにより、空腹感を抑えるケトン体が作られて、体重が減るとされる。
- ココナッツオイルを過剰に摂取すると、悪玉コレステロールが増え、心血管疾患などにつながりかねない。
- ココナッツオイルダイエットを実践するなら、正しい方法で行なうこと。

ココナッツオイルダイエットで気をつけたいこと

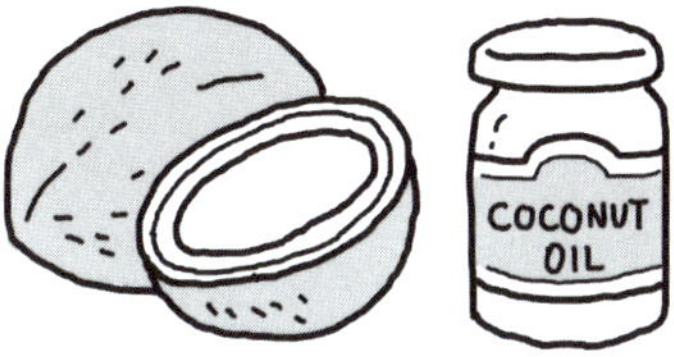

コーヒーなどにココナッツオイルを入れて飲むと、
食欲が抑制されてやせる。

注意点

- ココナッツオイルを過剰にとりすぎない。とりすぎると悪玉コレステロールが増えてしまう。
- 糖尿病や腎臓病、肝臓病などを患っている人はやってはいけない。

一時期、大きなブームになっていたココナッツオイルダイエット。ココナッツオイル入りの飲み物を日に何度か飲み、糖質を制限すると体重が減るというものです。

ココナッツオイルをとると、肝臓でケトン体が生成され、それが空腹感を抑えるはたらきをするため、太らなくなるそうです。とり方は、コーヒーなどに混ぜて飲むといいとされています。

でも、このダイエット方法に関しては注意が必要です。ココナッツオイルは飽和脂肪酸が豊富なため、過剰にとると悪玉コレステロールが増えてしまうのです。

ココナッツオイルでダイエットしようと考えているなら、正しい方法で実践しましょう。

Part 3のおさらい

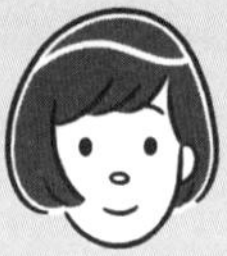

- ☑ よく噛んで食べると、早く満腹感を得ることができ、太りにくくなる
- ☑ 三食のあいだに間食すると、空腹感を抑えることができる
- ☑ 太りやすいのは、ショートケーキより大福
- ☑ 暴飲暴食しそうなときは、固ゆで卵を食べる
- ☑ 腸内にはヤセ菌とデブ菌がいる。やせる体質になりたいならヤセ菌を増やすこと
- ☑ トマトに含まれているリコピンが、日焼けによるシミやシワを軽減してくれる
- ☑ クレソンは単なる付け合わせ野菜ではない。肌トラブル解消に役立つ
- ☑ システイン不足が抜け毛や切れ毛、枝毛などを増やす
- ☑ ビタミンAと亜鉛が不足すると、フケが出やすくなる
- ☑ タンパク質を欠かさずとっていると、手荒れが気にならなくなる

- ひじ、ひざ、かかとのガサガサ対策に、卵やバターをとりたい
- 爪を丈夫にするには、牛肉を食べるといい
- βカロチンを多く含むニンジンは、ニキビ・吹き出物対策になる
- 高カカオチョコレートが肌の劣化を防ぐ
- 胃の不調が改善されれば、口臭が気にならなくなるかもしれない
- むくみを防ぐためには、タンパク質をとることが重要になる
- お酒を飲みすぎると、ツルツルたまご肌から遠ざかる
- コラーゲン配合ドリンクの効果は翌日には出ない
- コラーゲンを作れないと、手足が内出血しやすくなる
- お菓子の暴食をするくらいなら、運動をしてイライラを解消すべき
- 断食をすると、やせるどころか太りやすくなる
- ココナッツオイルダイエットは正しい方法で実践しないと逆効果

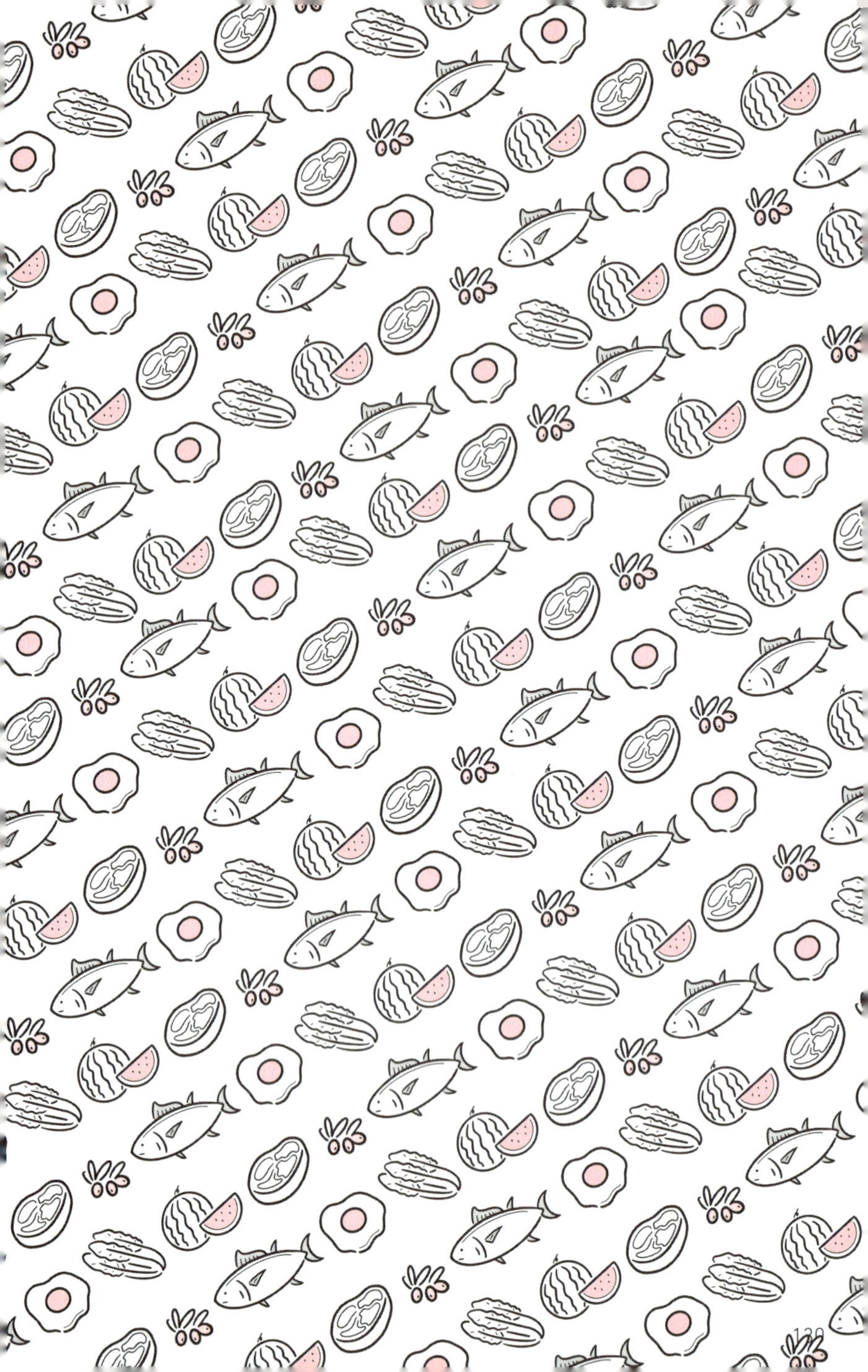

Part 4

生活の質を上げる食べ方

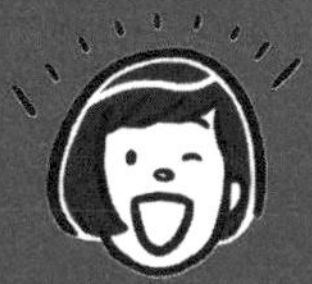

夜になるまでエンジンがかからないなら、朝のコーヒーを甘酒に変えてみよう

Point

- 午前中は元気がなく、日が沈んでから元気になるのは副腎疲労の症状。
- 朝のコーヒーが副腎に悪影響を与える。
- 甘酒は栄養価が高く、カラダを元気にしてくれる。

甘酒の効用

栄養価が高い

必須アミノ酸９種(体外から摂取する必要のあるもの)が含まれている。

カフェイン作用がない

カフェインのようにコルチゾールの分泌を促し、副腎を疲れさせない。

美容にいい

美肌作りに欠かせないビタミンB群が含まれている。

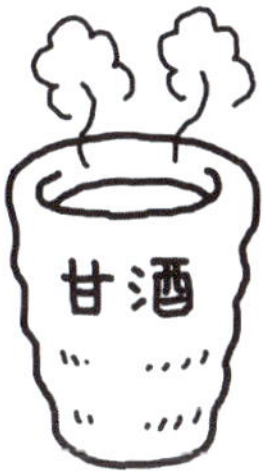

集中力が増す

ブドウ糖が20%以上含まれているため、集中力が高まる。

疲労回復効果がある

ビタミンB群がエネルギー代謝をアップさせ、疲れがやわらぐ。

腸内環境がよくなる

オリゴ糖、食物繊維などが腸内環境の改善につながる。

朝からなかなかやる気が出ず、日が沈んだ頃にようやく元気になる。副腎疲労の人には、こんな症状がよくみられます。通常、朝に副腎で分泌されるコルチゾールというホルモンが夜になるまで作られず、脳が覚醒しないのです。

毎朝、目覚まし代わりにコーヒーを飲む人は多いでしょう。コーヒーに含まれているカフェインはコルチゾールの分泌を促しますが、副腎疲労の人はその効果が切れると疲れを感じてしまいます。それならコーヒーをやめて、毎朝甘酒を飲むようにするのはどうでしょうか。

米麹を原料とするノンアルコール甘酒は、「飲む点滴」と呼ばれるほど栄養価の高い飲み物です。毎朝一杯の甘酒を習慣づければ、朝から元気に活動する手助けになります。朝はコーヒーより甘酒です。

コーヒーを飲むなら9時以降にする

Point

- 脳を覚醒させるコルチゾールというホルモンの分泌は、朝にピークを迎える。
- 朝にコーヒーを飲むと、カフェインの刺激によってコルチゾールの分泌が促され、疲労感に襲われる。
- どうしてもコーヒーを飲みたい人は、コルチゾールの分泌が落ち着く9時すぎに飲むといい。

コルチゾールの分泌変動

コルチゾールの分泌は朝8時頃にピークを迎える。そこでコーヒーを飲むと、カフェインの刺激で分泌が促され、疲労感に襲われる。

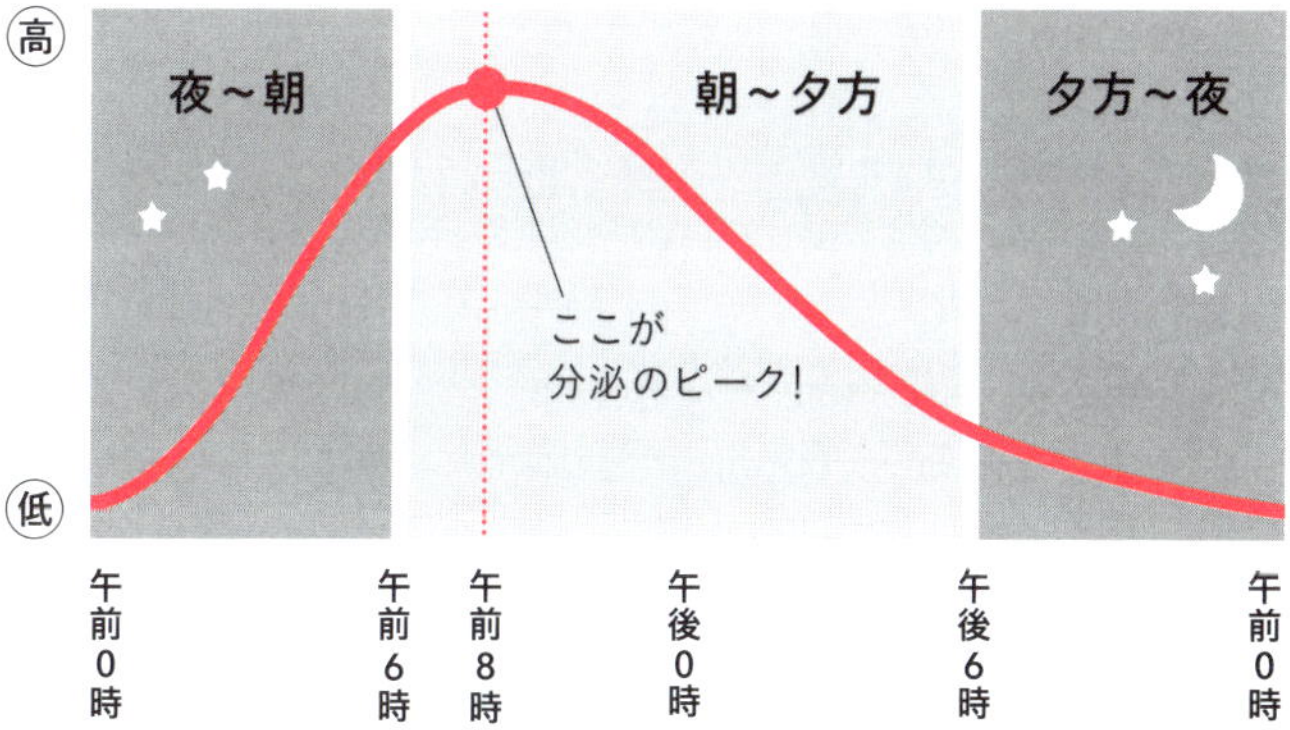

AM 9:00

朝のコーヒーが
必要なら**9時以降に！**

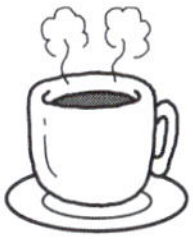

朝のコーヒーはけっして悪いわけではありません。でも飲む時間帯を考えないと、朝がつらくなってしまうので注意が必要です。

体内では、脳を覚醒させるコルチゾールというホルモンが作られており、早朝から分泌し始めて朝8時頃にピークを迎えます。

でも、そのタイミングでコーヒーを飲むと、カフェインの刺激でコルチゾールが過剰に分泌が促されてしまい、かえって疲労感に襲われることになるのです。

どうしても朝のコーヒーが必要なら、コルチゾールの分泌が落ち着いてくる9時すぎに飲むようにするのはどうでしょうか。分泌のピーク時に飲むより、だるさを感じにくくなるはずです。

寝つきが悪いなら、食塩をミネラルたっぷりの天然塩に変えよう

Point

▼眠りを誘発するメラトニンを増加させるためには、ミネラルが必要になる。

▼ミネラルを豊富に含んでいるのは天然塩で、食塩には含まれていない。

▼ふだん使っている調味料の塩を食塩から天然塩に変えれば、寝つきがよくなる可能性がある。

食塩より天然塩がおすすめな理由

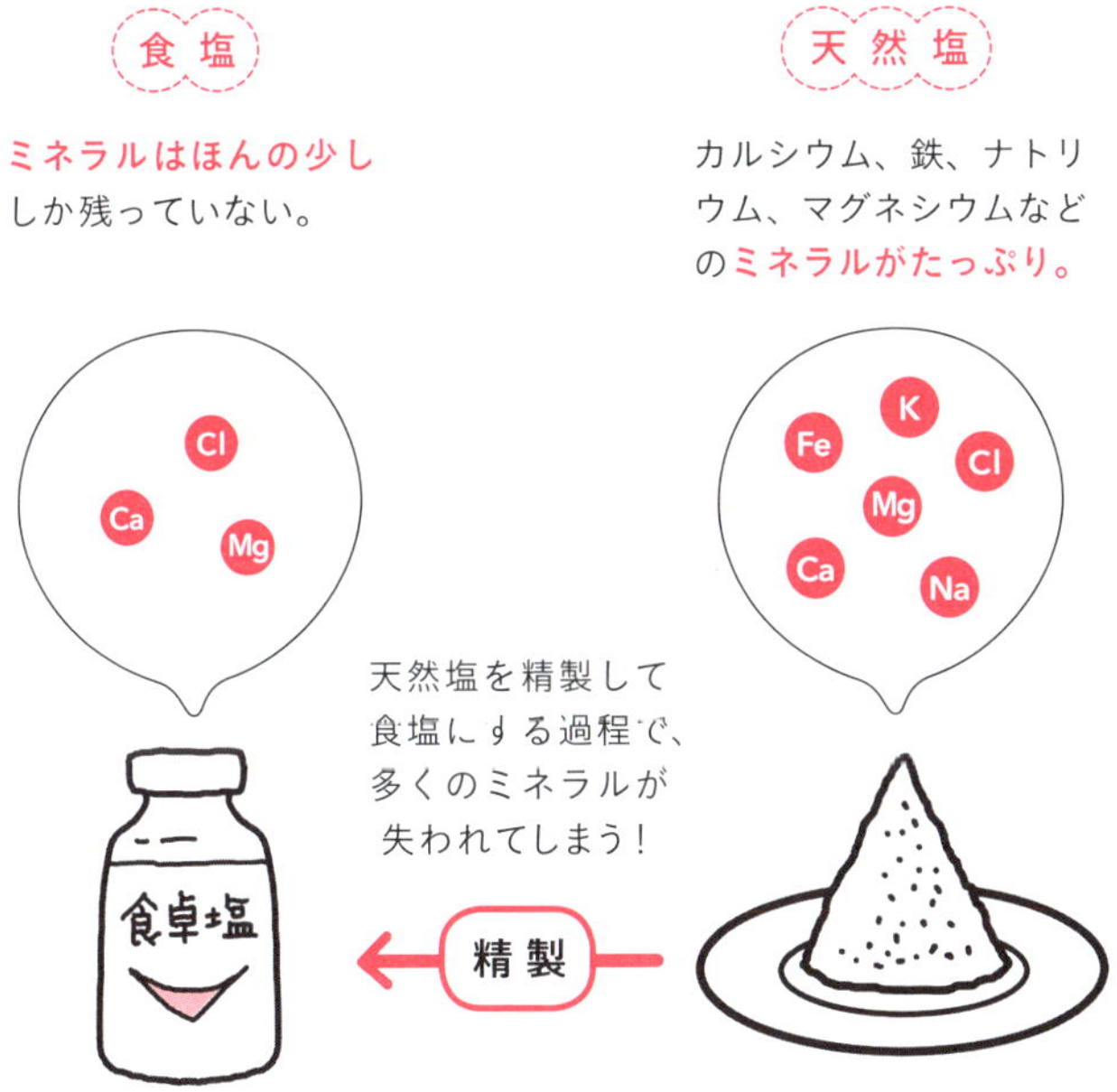
食塩
ミネラルはほんの少ししか残っていない。
天然塩
カルシウム、鉄、ナトリウム、マグネシウムなどのミネラルがたっぷり。
Cl
Ca
Mg
K
Fe
Cl
Mg
Ca
Na
天然塩を精製して食塩にする過程で、多くのミネラルが失われてしまう！
食卓塩
精製

眠りを誘発するメラトニンという神経伝達物質は、トリプトファンというアミノ酸を原料に合成されます。その合成途中で欠かせないのがミネラルの力です。

ミネラルとはカルシウム、鉄、カリウム、ナトリウム、マグネシウム、塩素などのこと。これらのうちカルシウム、カリウム、マグネシウムなどが天然の塩の中に含まれていますが、精製して食塩（精製塩）にすると、ほとんどなくなってしまいます。

だから、寝つきが悪くて困っているという人は食塩よりも天然塩がおすすめです。天然塩を調味料に使えばミネラルをとることができます。

牛や豚のステーキなどには天然塩の中でも岩塩がぴったりですし、サラダなどには海塩がよく合います。食塩から天然塩へのシフトチェンジで、安眠につなげましょう。

エビやカニを食べると、睡眠の質がよくなる

Point

- 睡眠時間が十分足りていても、眠りの質が悪ければ、昼間でも眠くなったり、カラダがだるくなったりする。
- エビ、カニ、イカ、ホタテなどに含まれているグリシンというアミノ酸が睡眠の質を改善してくれる。

睡眠の周期

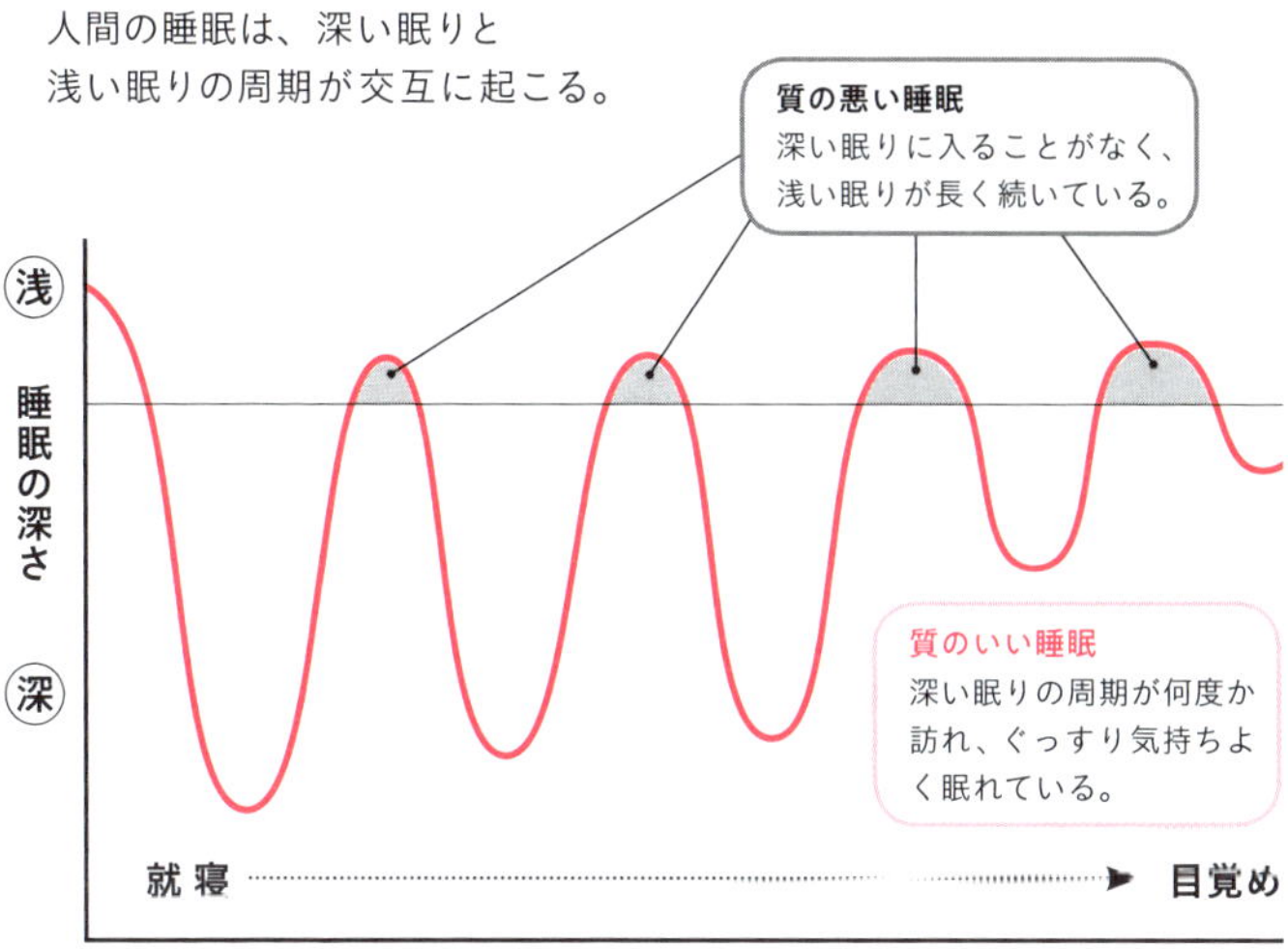
人間の睡眠は、深い眠りと
浅い眠りの周期が交互に起こる。
質の悪い睡眠
深い眠りに入ることがなく、
浅い眠りが長く続いている。
浅
睡眠の深さ
深
質のいい睡眠
深い眠りの周期が何度か訪れ、ぐっすり気持ちよく眠れている。
就寝
目覚め

エビ、カニ、イカ、ホタテなどの
魚介類に含まれているグリシンを
とると、睡眠のリズムが整えられ、
深い眠りに入りやすくなる。

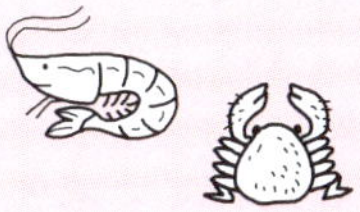

睡眠時間は足りているはずなのに、やけに眠い。昼間に眠くなるし、カラダもだるい。そんな人は、睡眠の質が悪いのかもしれません。睡眠時間は十分にとっていても、実はぐっすり眠れていないというケースは意外と多いのです。

睡眠の質を向上させる食品としてはエビ、カニ、イカ、ホタテなどの魚介類があります。それらに含まれるグリシンというアミノ酸に、睡眠のリズムを整えてくれるちからがあるのです。

また、グリシンはカラダの中心部分の体温（深部体温）を下げ、自然と深い眠りに入る手助けもしてくれます。

グリシンをとれば、質のいい睡眠を得やすくなるのです。

夜中に足がつる人は、にがり入りの水を飲んでから寝てみて

Point

- ミネラルバランスが崩れると、足をつりやすくなる。
- 睡眠中につるのを防ぐには、寝る前ににがりを1～2滴たらした水を飲むといい。
- 運動中につるのを防ぐには、天然塩を混ぜた水やミネラル配合のスポーツドリンクを飲むといい。

足のつりの原因と対策

足がつる原因は……

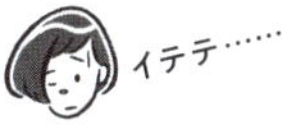

ミネラル不足	筋肉の疲れ・運動不足	冷え・加齢による血行の悪化

↓

マグネシウムやカルシウムなどのミネラル成分が汗などで体外に排泄されてしまうと、筋肉に異常を引き起こしやすくなる。

↓

マグネシウムが豊富な「にがり」でミネラルをとろう

にがりとは、海水から食塩を製造する際に残る液体のこと。豆腐を作るときにも使われる。ミネラル分を多く含んでおり、1～2滴たらした水を寝る前に飲むと、足のつりを予防できる。

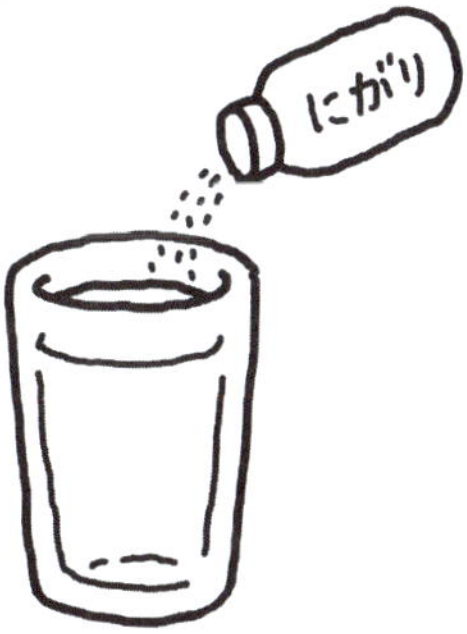

誰しも足がつった経験があるでしょう。特につらいのが睡眠中につるケース。あまりに頻繁に起こると、睡眠不足につながります。

原因は筋肉の疲れや運動不足などがありますが、ミネラルバランスが崩れて起こることも少なくありません。ミネラルは数種類がお互いにバランスを取りながら筋肉や神経のはたらきを調整しており、ミネラル成分が汗などで体外に排泄されてしまうと、バランスが崩れて筋肉に異常を引き起こしやすくなるのです。

ミネラルは体内で合成できないので、食事や飲み物でとる必要があります。睡眠中につるのを予防したいなら、寝る前ににがりを1〜2滴たらした水を飲むといいでしょう。

運動の前には天然塩を混ぜた水や、ミネラル配合のスポーツドリンクを飲むのがおすすめです。

糖質の多い食事が、食後の睡魔の原因かも

Point

- 食事の栄養バランスが糖質に傾くと、血糖値が急上昇して眠気が強まる。
- 夕方に起こる頭痛は低血糖の症状のひとつ。

食後すぐに眠くなる理由

血糖値が急上昇するタイミングで**インスリン**が大量に分泌されるため、眠気が強まる。これを防ぐには、おかずが数種類あるような、栄養バランスのとれた食事をとる必要がある。

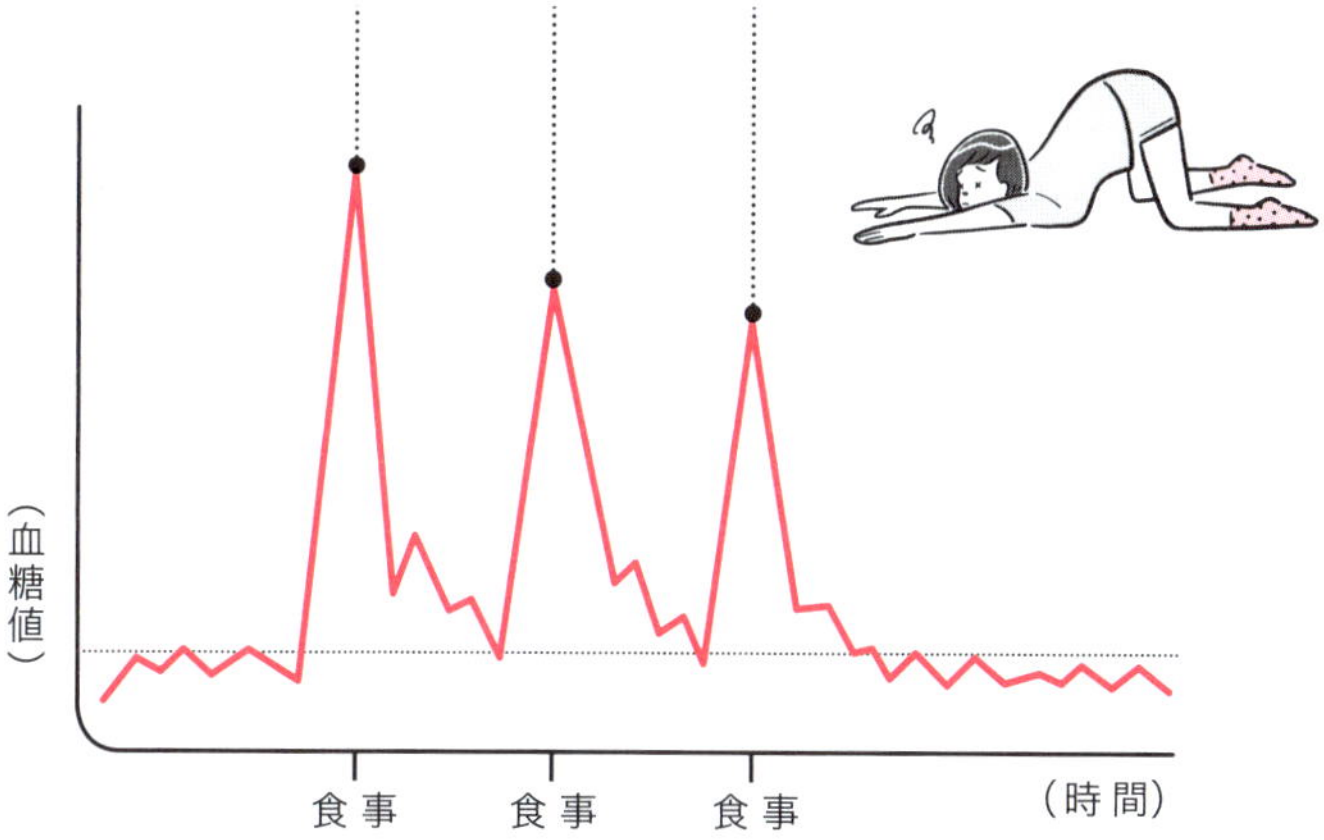

食事の後、耐えられないくらい眠気を催すことがあれば、それは血糖値が急上昇しているからかもしれません。血糖値が急上昇すると、それを抑えるためにインスリンというホルモンが大量に分泌され、眠気が強くなってしまうのです。

血糖値が急上昇する原因としては、食事中の栄養素のバランスが糖質に傾いていることがあげられます。

たとえばパスタやオムライス、カレーなどは血糖値が急上昇しやすい食べもの。それらをお昼に単品で食べるのはやめて、生姜焼き定食など栄養バランスのとれた食事を心がけるといいでしょう。

また血糖値が急降下すると、それを元に戻すためにアドレナリンなどのホルモンが大量に分泌され、血管が緩んで頭痛を引き起こしやすくなります。これもやはり栄養バランスを整えることで改善が期待できます。

クサいオナラはキウイで抑える

Point

- 肉類などのタンパク質をうまく消化できないとクサいオナラが出たり、胃の調子が悪くなったりする。
- キウイにはタンパク質消化酵素が入っており、肉料理を食べた後のお腹の不調をやわらげてくれる。

頼もしいキウイのはたらき

キウイを食べると……

自前のタンパク質消化酵素（プロテアーゼ）に加え、アクチニジンがタンパク質（肉）の分解を助けてくれる。

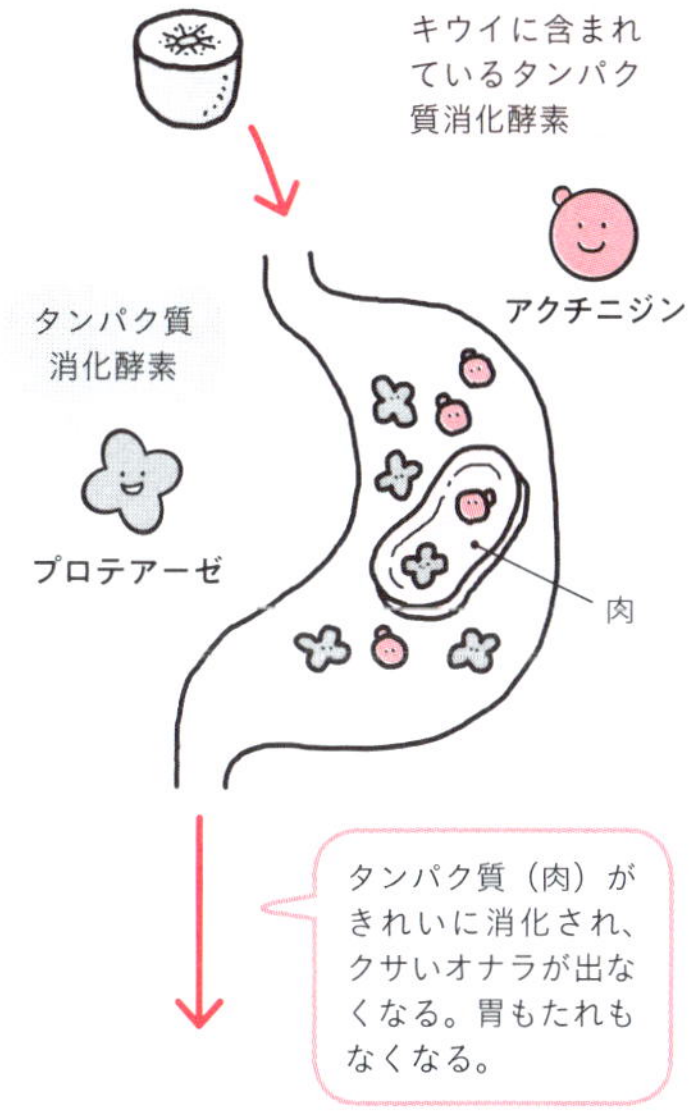
キウイに含まれているタンパク質消化酵素
アクチニジン
タンパク質消化酵素
プロテアーゼ
肉
タンパク質（肉）がきれいに消化され、クサいオナラが出なくなる。胃もたれもなくなる。

キウイを食べないと……

自前のタンパク質消化酵素（プロテアーゼ）だけでは、タンパク質（肉）を消化しきれないことがある。

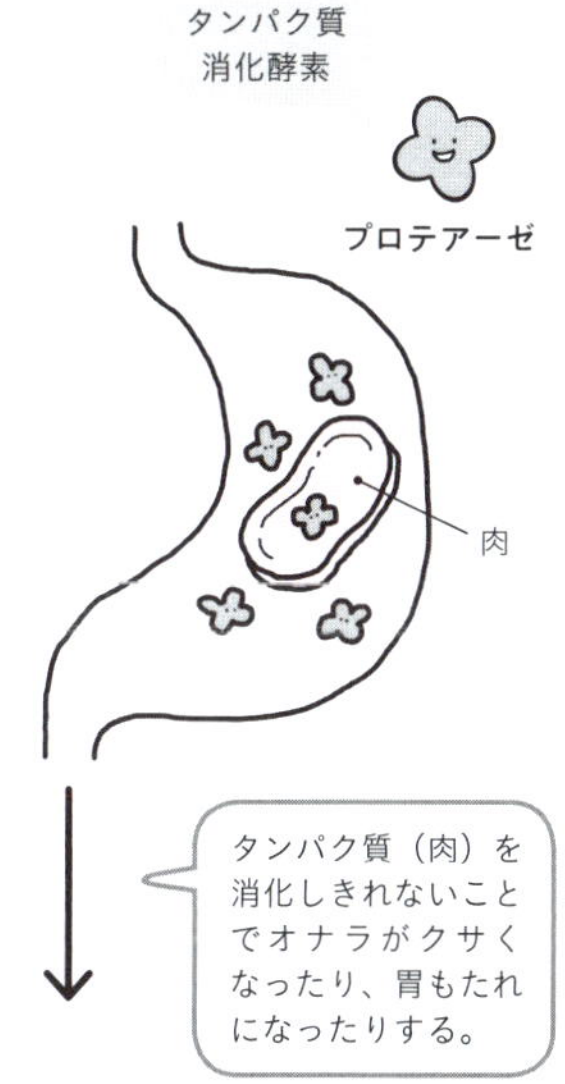
タンパク質消化酵素
プロテアーゼ
肉
タンパク質（肉）を消化しきれないことでオナラがクサくなったり、胃もたれになったりする。

焼き肉やステーキをがっつり食べた後、やけにクサいオナラが出たり、胃もたれに悩まされたりした経験はないでしょうか。

それは、胃でタンパク質がうまく消化できていないことによって生じる症状で、体内のタンパク質消化酵素が少ないと起こります。

そんなときに食べてほしいのがキウイです。

グリーンキウイにはアクチニジンというタンパク質消化酵素が入っており、タンパク質の分解を助けてくれます。グリーンキウイを食べると口の中がイガイガしたり、かゆくなったりする人は、ジャムなど加熱加工したものがいいでしょう。

ゴールドキウイはグリーンキウイと違って、アクチニジンをほとんど含んでいません。お店で買うときに気をつけましょう。

暗い場所で目が見えにくくなるのは、ビタミンA不足が原因のひとつ

Point

- ビタミンAが足りないと、目の網膜が暗さに順応できず、夜盲症（鳥目）になりやすい。
- ビタミンAを多く含む食品をとれば、改善が見込まれる。
- ニンジンが特におすすめだが、ニンジンのβカロチンは脂溶性なので、油と一緒にとるといい。

ニンジンの効果的な食べ方

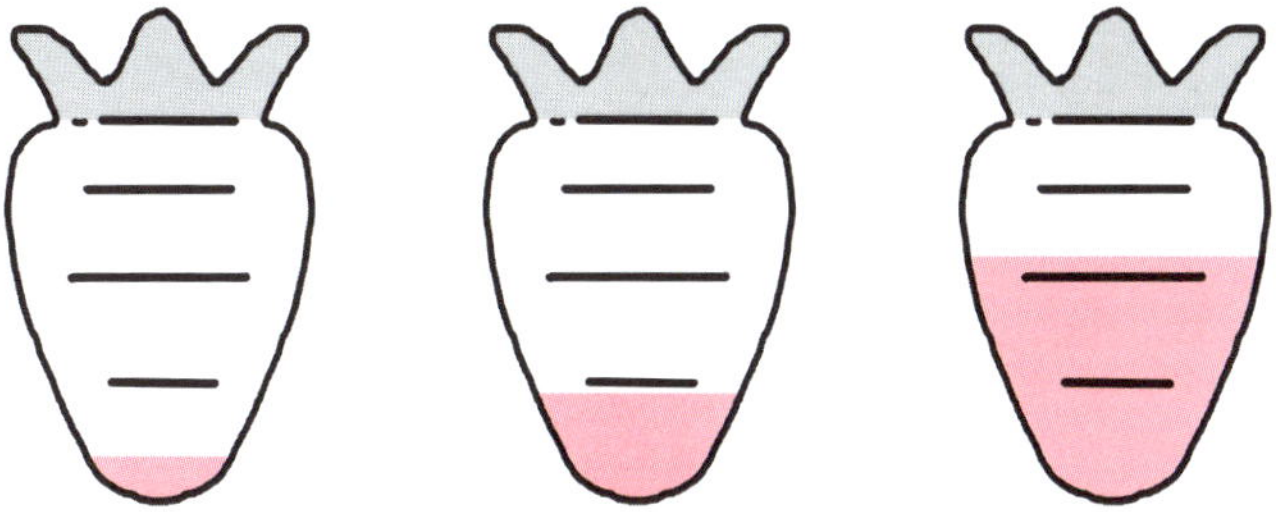

① 生で食べる	② 煮て食べる	③ 脂質と一緒に食べる
ビタミンA吸収率 10％	ビタミンA吸収率 30％	ビタミンA吸収率 50～70％

ビタミンA（ニンジンに豊富に含まれているβカロチン）は脂溶性のビタミンで、脂質と一緒に食べることで吸収率が向上する。ソテーにして食べるのがおすすめ。

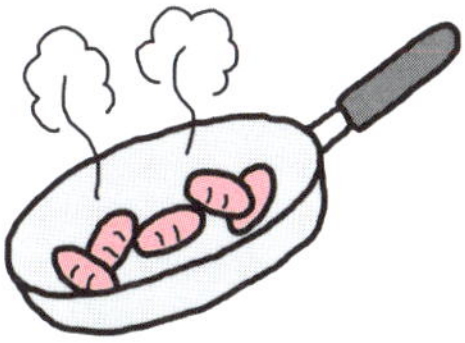

映画館など暗い場所に急に入ると、目がよく見えなくなる人がいます。これは夜盲症（俗に鳥目）という症状で、ビタミンA不足が原因のひとつとして考えられます。ビタミンAが足りないと、目の網膜が暗さに対してうまく順応できなくなってしまうのです。

　夜盲症はレバー、ウナギ、バター、チーズ、卵、緑黄色野菜など、ビタミンAを多く含む食品をとることで改善が見込まれます。緑黄色野菜の中で特におすすめなのがニンジン。ニンジンは体内でビタミンAに変換するβカロテンの含有量がとても高いのです。

　ただし、ニンジンに含まれるβカロテンは脂溶性で、脂質と一緒にとらないと素早く吸収できません。ソテーにしたりドレッシングをかけて食べましょう。

冷え性に悩んでいるなら、栄養バランスのいい食事を心がける

Point

- おかずが少なく、ごはんやパン中心の食生活は、冷え性を招く。
- カラダで熱（エネルギー）を生み出すのに必要な栄養素は、タンパク質とビタミンB群。
- 冷え性対策として、タンパク質とビタミンB群を中心にした食生活を心がけたい。

冷え性対策におすすめの食事

タンパク質

酵素となって代謝を上げる役割を果たす。

卵

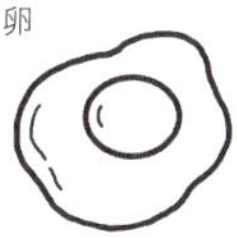

チーズ

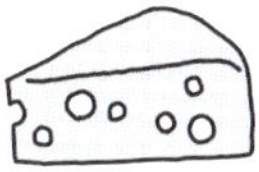

豆腐

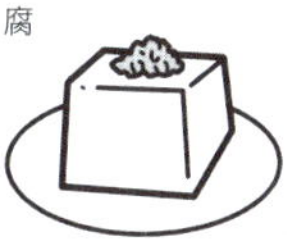

ビタミンB群

補酵素となってエネルギーを作るのを助け、体温を上昇させる。

豚肉

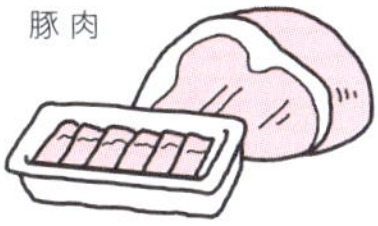

レバー

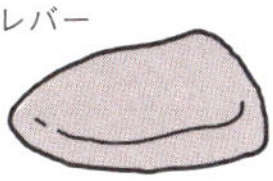

ウナギ

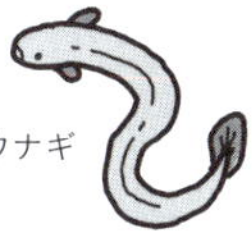

朝食はコンビニのパン、昼食はオシャレなカフェでパスタだけ、夕食はレトルトカレー。このように、おかずが少なく、パンやごはん中心の食生活を送っていると、冷え性がひどくなる可能性があります。カラダで熱（エネルギー）を生み出すのに必要な栄養素がとれていないため、冷えや低体温を招くのです。

冷え性対策としてとりたい栄養素は、まずタンパク質があげられます。肉、魚、卵、乳製品、大豆製品などに含まれており、酵素となって代謝を上げる役割を果たします。

ビタミンB群も欠かせません。豚肉、レバー、ウナギ、卵などに含まれているビタミンB群は、補酵素としてエネルギーを作るのを助け、体温を上昇させます。

タンパク質とビタミンB群を中心に、栄養バランスのいい食生活を心がけましょう。

冷え性は、健康にいいはずの玄米が原因かも

Point

- 玄米は白米の約5倍も食物繊維を含んでいる。
- 食物繊維が鉄にからまると、カラダから一緒に排泄されてしまう。そのため、鉄が不足して冷え性を招く。
- 冷え性がひどければ、玄米を白米に戻してみるといい。

食物繊維が鉄を奪い去る

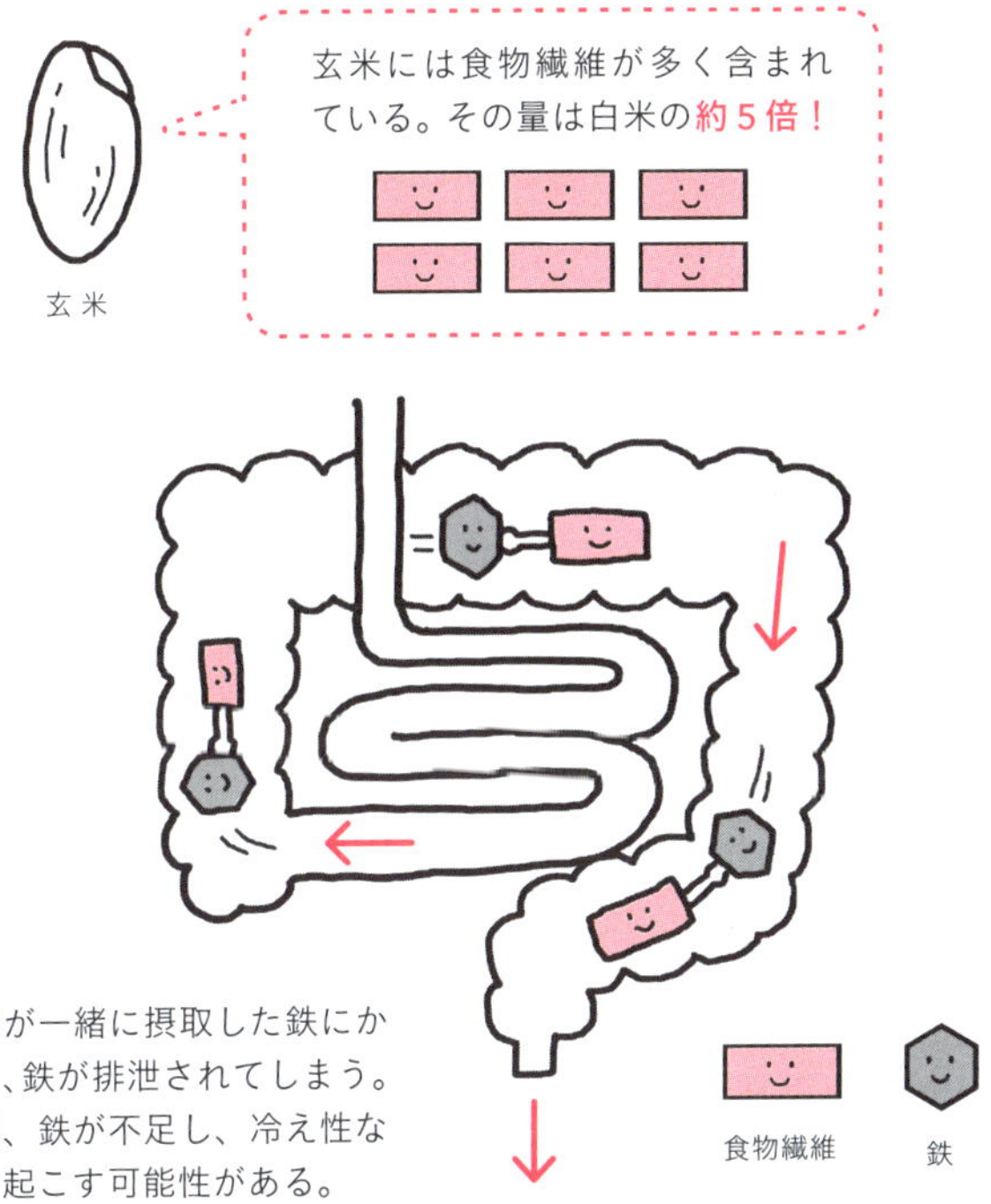

食物繊維が一緒に摂取した鉄にからまると、鉄が排泄されてしまう。その結果、鉄が不足し、冷え性などを引き起こす可能性がある。

玄米はビタミン、ミネラル、食物繊維を豊富に含んでいて、美容と健康にいいといわれています。でも、その玄米がカラダに悪影響をもたらしている可能性もあります。

たとえば、末端冷え性です。体温は正常なのに手足の指先や足底が冷えている状態のことで、特にやせ気味の若い女性に多いといわれています。こうした冷え性の背景に、玄米食があるかもしれないのです。

玄米の食物繊維の含有量は、白米の約5倍。この食物繊維が一緒に摂取した鉄にからまると、ともにカラダから排泄されてしまいます。その結果、鉄が不足し、冷え性などを引き起こす可能性があるのです。

ダイエットで玄米食を続けている人は要注意。冷え性がひどいなら、一度玄米を白米に戻してみるといいかもしれません。

魚の血合いに鉄不足を解消するカギがある

Point

- 鉄不足は、毎月生理のある女性に多いカラダの悩み。
- 食生活で鉄不足を改善したいなら、魚の血合いがおすすめ。
- 魚の暗赤色の血合いには、非常に多くの鉄が含まれている。捨てずに食べて鉄をたくさんとりたい。

血合いの食べ方

血合いって？

魚を三枚におろしたとき、身の中央を縦にはしった部分。背身（皮）と腹身の間に位置する。生臭いニオイがあり、鮮度が落ちると黒ずんでくるが、ここに多くの鉄が含まれている。

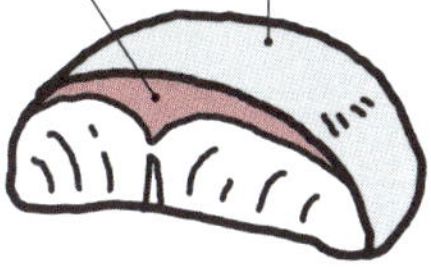

ポイント① ニオイを消す

醤油やバター、レモン、ショウガなどで調理すると、その香りでニオイが気にならなくなる。

ポイント② 加熱調理する

生よりも火を通すほうがおすすめ。ニオイだけでなく色もグロテスクさがなくなる。

マグロの竜田揚げ

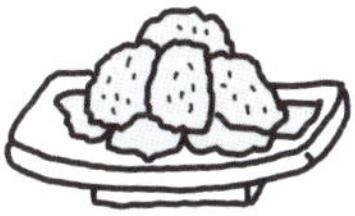

マグロのソテー

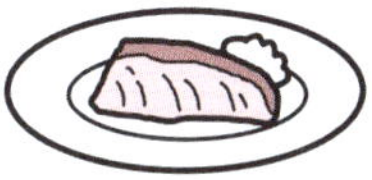

女性は毎月生理がくると、1回で約60mℓ（30mgの鉄を含む）の血液を体外へ排出します。そのため鉄不足から脳へ酸素を送れず、ひどい頭痛やめまいに襲われたりします。

カラダがだるい、疲れやすいといった症状も、生理にともなう鉄不足が原因と考えられます。

病院に行けば鉄剤を処方してくれますが、できれば薬に頼らず、自分で鉄をたくさんとって治したいもの。プルーンやヒジキはあまり多くの鉄を含んでおらず、ホウレン草や小松菜などの非ヘム鉄は吸収率が低いとなれば、何を食べればいいのか――。おすすめしたいのは魚の血合いです。

魚の赤黒い身の部分は、色が悪く、生臭さもありますが、鉄がたくさん含まれています。工夫しだいでおいしくいただけるので、ぜひ血合いを食べましょう。

食欲がないときには、ダイコンを一緒に食べてみよう

Point

- 食欲不振は、胃の消化酵素が原因の可能性がある。何も食べずに放っておくと、胃はますますはたらかなくなる。
- 食事の際、消化酵素が豊富な食品をとると、胃のはたらきがよくなり、食欲不振の改善につながる。
- ダイコンはダイコンおろしにすると、消化酵素のはたらきが2~3倍にアップする。

消化酵素を豊富に含む食品たち

タンパク質	糖質	脂質
の消化酵素を豊富に含んでいる食品	の消化酵素を豊富に含んでいる食品	の消化酵素を豊富に含んでいる食品
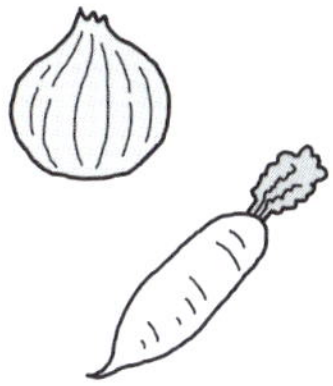	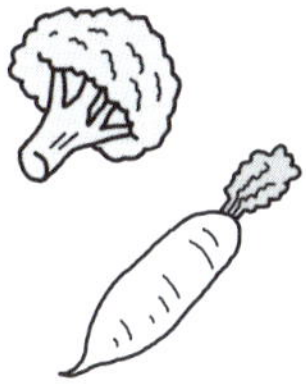	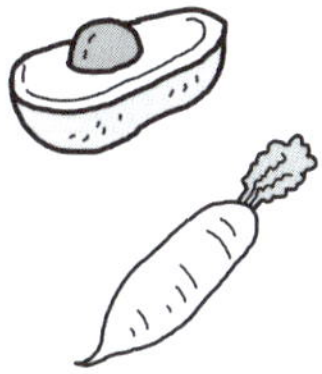
ダイコン、タマネギ、リンゴ、キウイ、イチジク、パパイヤ、パイナップル、納豆 など	ダイコン、カブ、カボチャ、ブロッコリー、ニンジン、バナナ など	ダイコン、アボカド、ホウレン草、トマト、グレープフルーツ、チーズ、味噌、納豆

ダイコンはタンパク質、糖質、脂質、それぞれに対する消化酵素が豊富。

食欲がわいてこない、ごはんを2〜3口食べただけでお腹がいっぱいになってしまうという人は、胃の消化酵素が十分に出ていないか、胃がはたらかないかで、うまく消化ができていないと考えられます。

食べたくないからといって食べないでいると、ますます胃ははたらいてくれません。

そんなときには、消化を助けてくれる食品を一緒にとりましょう。たとえば、ダイコンです。

ダイコンには消化酵素が豊富に含まれています。すりおろすと細胞膜が壊れ、酵素のはたらきが2〜3倍にアップします。

ごはんと味噌汁に焼き魚、そしてダイコンおろしをつければ、消化がよくなり、食欲不振も改善していくのではないでしょうか。

お酒が好きで味覚が鈍ってきたと感じたら、おつまみを工夫する

Point

- 亜鉛不足になると、舌にある味蕾《みらい》の新陳代謝が十分に行なわれなくなり、味覚障害が起こることがある。
- アルコールを飲むと亜鉛を消費してしまうため、お酒が好きな人は味覚障害に注意が必要。
- お酒で生じた亜鉛不足は、亜鉛の豊富なおつまみをとることでカバーする。

お酒と味覚の関係

アルコールを分解する酵素は、**亜鉛**を材料としている。**亜鉛**が不足すると、味蕾のはたらきに支障が出て、食べ物・飲み物の味がはっきりしなくなる。

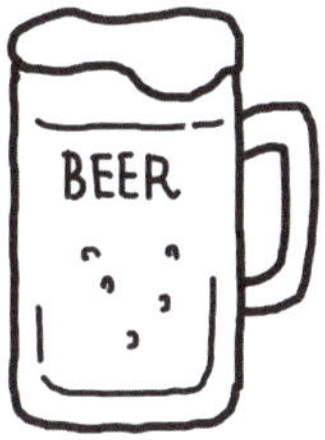
BEER

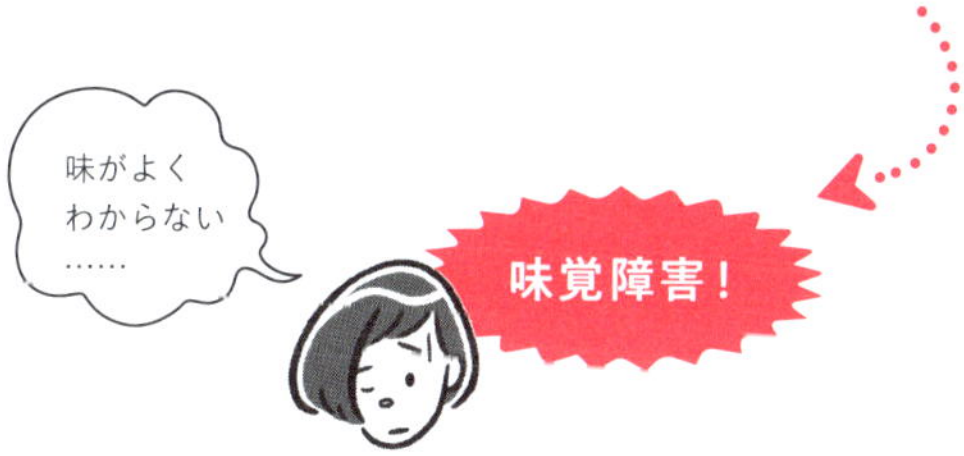
味がよく
わからない
……
味覚障害！

お酒を飲むときには、おつまみに**亜鉛**をたくさん含んでいる食品を選ぶといい。

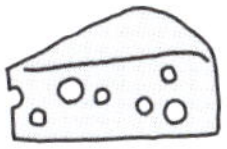
チーズ

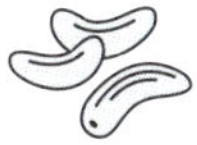
ナッツ

人間は、舌にある味蕾という器官で食べ物の味を感じています。

味蕾は約4週間周期で新陳代謝を繰り返しており、そのはたらきを亜鉛が助けています。そのため亜鉛不足になると、味がわかりにくくなったり、感じなくなるなどの味覚障害が起こることがあるのです。ひどい場合は、何を食べても嫌な味に感じてしまいます。

お酒が好きな人は、特に味覚障害に注意しましょう。アルコールを分解する酵素が亜鉛を消費してしまうからです。

失われた亜鉛は、おつまみでしっかり補給します。チーズやナッツ、レバー、豆腐、カキなど亜鉛を多く含む食品をおつまみとして選び、味覚障害を予防してください。もちろん、お酒の飲みすぎはNGです。

食後のデザートをやめられないなら、食事の順番を考えてみよう

Point

- 食後のデザートを食べずにいられないのは、低血糖症の症状のひとつ。
- 低血糖症の人は、血糖値を急に上げないような食生活を送る必要があるが、糖質は血糖値を上げやすい。
- 食物繊維が血糖値の上昇を抑える役割を果たすので、食事の際には野菜からおかずを食べ、ごはんは最後に食べる。

おかずから先に食べるメリット

通常の食べ方

ごはん→おかず→サラダといった順番で、すべてのメニューをまんべんなく食べていく。この食べ方だと血糖値が上がりやすく、血糖値が乱れていると食後に甘いものが食べたくなってしまう。

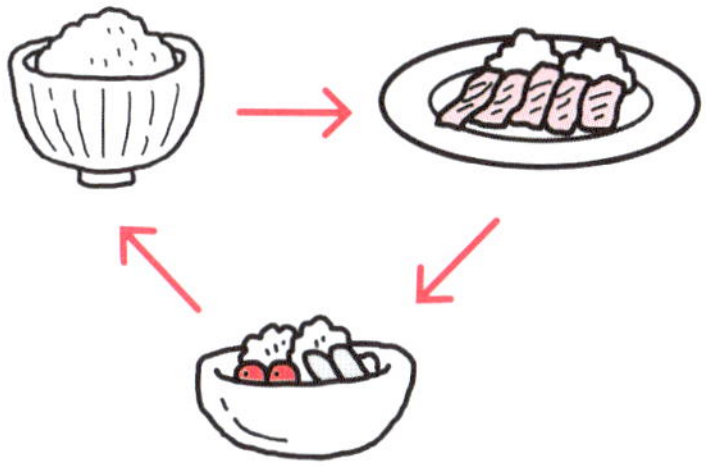

血糖値を上げない食べ方

最初におかずを食べ、最後にごはんを食べる。おかずの側に含まれている食物繊維が血糖値の上昇を抑えてくれる。血糖値が安定すれば、食後に甘いものが食べたくなるようなことはない。

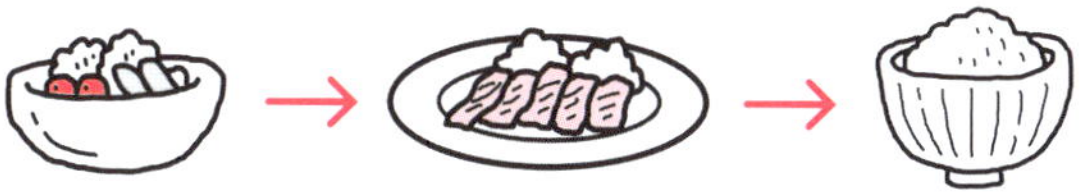

十分食事をとったのに、デザートが食べたくて仕方ない——。そんな人は、低血糖症の可能性があります。低血糖症とは、安定した血糖値を維持できない状態のことで、血糖値を急に上げないような食生活を心がけなければいけません。

糖質、脂質、タンパク質の三大栄養素のうち、もっとも血糖値を上げやすいのは糖質で、次にタンパク質、最後に脂質という順番になります。血糖値の上昇を抑えてくれるのが食物繊維。定食をおかずとごはん（白米）に分けたとき、おかずの側に食物繊維が多く含まれています。ですから、野菜からおかずを食べ、最後にごはんを食べるようにすると、血糖値は上がりにくくなります。

忙しいから今日のお昼はパンをかじるだけ……そんな食事が食後のデザートやお菓子のドカ食いにつながることを忘れずに。

甘いものが無性に食べたくなるのは、腸内のカビのせいかも

Point

- 腸内に常在しているカンジダ菌は、甘いものが大好き。
- カンジダ菌が活性化しているとき、宿主である人は甘いものが無性に食べたくなる。

カンジダ菌の特異な性質

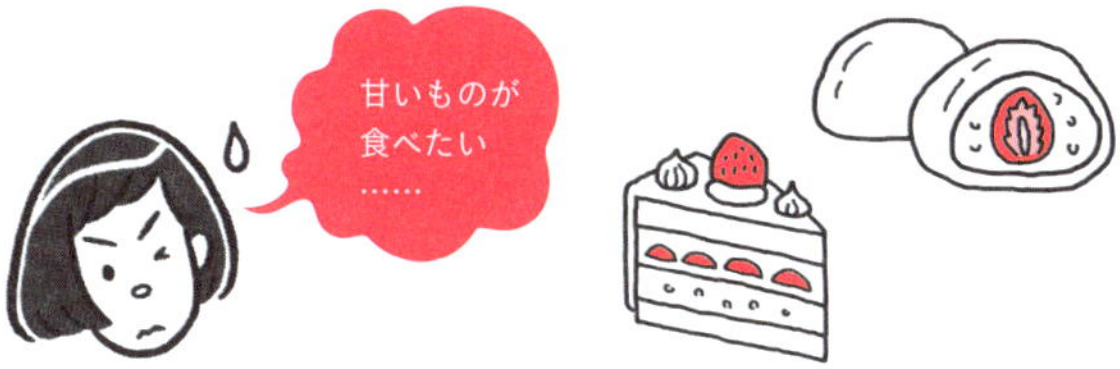
甘いものが
食べたい
……

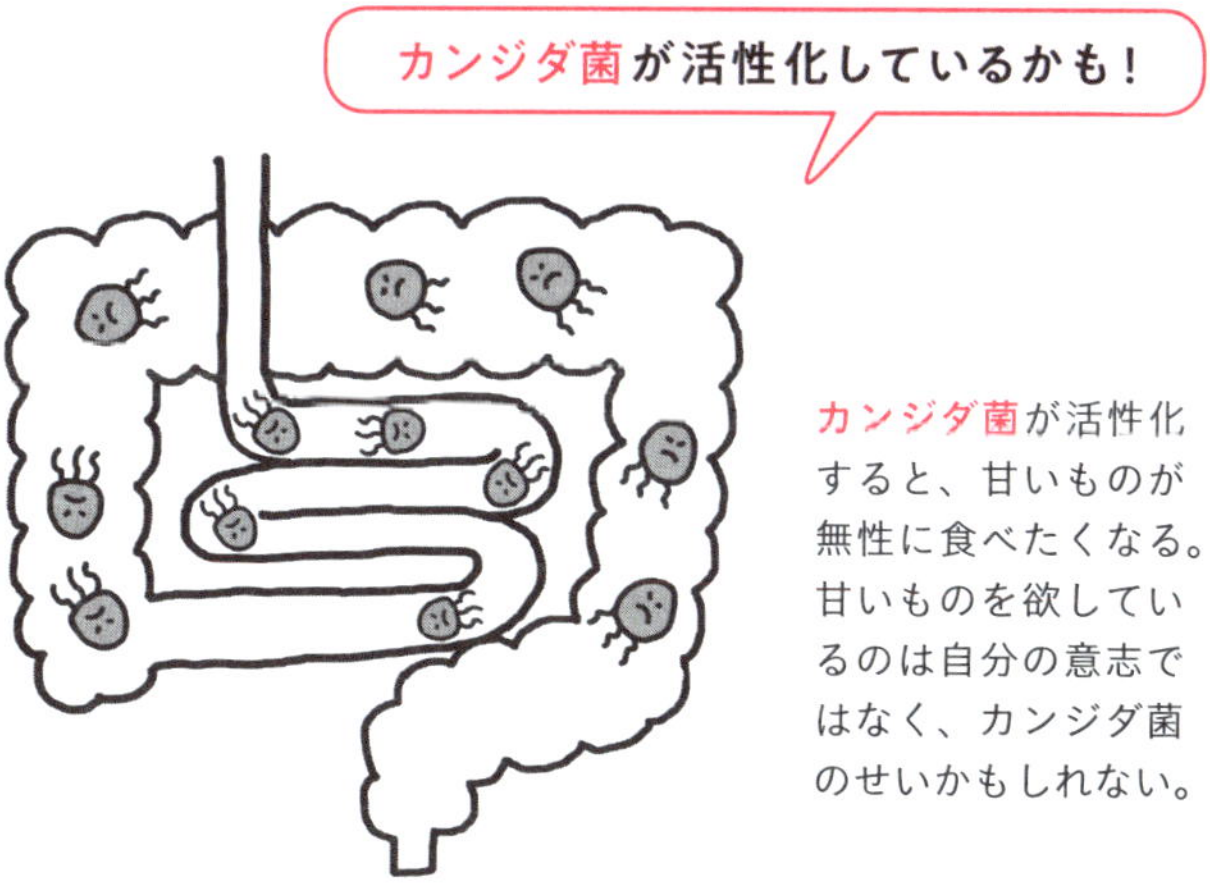
カンジダ菌が活性化しているかも！

カンジダ菌が活性化すると、甘いものが無性に食べたくなる。甘いものを欲しているのは自分の意志ではなく、カンジダ菌のせいかもしれない。

腸の内部には、カビの一種のカンジダ菌が常在しています。甘いものが大好きな変わった菌です。

もともと腸内にいる菌なので、そのままなら特に問題はないのですが、宿主が甘いものを過剰にとったり、免疫が落ちたりすると、たちまち活性化して腸粘膜が荒らされてしまうことがあります。

カンジダ菌が活性化しているときは、甘いものが無性に食べたくなります。また、糖質をとったカンジダ菌はアセトアルデヒドという悪い気分になる物質を作るので、宿主はお酒を飲んだ後のような気分になることがあります。

甘いもののとりすぎはカンジダ菌の活性化を招き、カンジダ菌の活性化によって、さらに甘いものが食べたくなる。悪夢のような悪循環が起こりうるのです。

運動しないなら、スポーツドリンクは飲まない

Point

- カロリーゼロ、糖分控えめのスポーツドリンクでも、運動しない人が飲むと太る可能性がある。
- スポーツドリンクはあくまで運動する際の飲み物として作られたもの。運動しない人は控えたほうがいい。

スポーツドリンクを飲んでいい人、ダメな人

運動している人

運動時にスポーツドリンクを飲むと、エネルギーやビタミン、ミネラルを補給できる。

運動していない人

運動せずにスポーツドリンクを飲むと、エネルギー過多になり、太ってしまうことがある。

スポーツドリンクを飲むのは運動するときだけにして、ふだんはミネラルウォーターか麦茶にしたほうがいい。

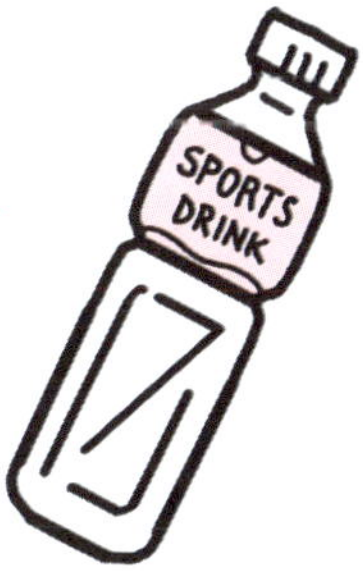

スポーツドリンクを常に携帯して水代わりに飲んでいませんか？

最近のスポーツドリンクは、カロリーゼロのものが少なくありません。甘み成分が入っていたとしても、糖質量は5％程度（一般の清涼飲料水は10％程度）に抑えられているので、たしかに健康そうに思えます。

でも、あくまでスポーツドリンクは運動するときのためのもの。運動時に必要なエネルギーやビタミン、ミネラルを補給できるように作られています。運動量が少ない人や、筋肉量が少ない人が水代わりに飲んでいるとエネルギー過多になり、太ってしまう可能性もあるのです。

ふだんの生活の中で水分をとるなら、ミネラルウォーターか麦茶でＯＫ。ダイエットエクササイズの際も、短時間ならミネラルウォーターで十分です。

キレやすい人は、加工食品をなるべく控える

Point

- ファストフードやインスタント食品などの加工食品をたくさん食べていると、低血糖や栄養不足になりやすい。
- 低血糖や栄養不足になると、脳が心をコントロールできずにキレやすくなる。
- 加工食品はなるべく控え、素材をそのまま生かした食品を積極的にとりたい。

未加工食品は栄養満点

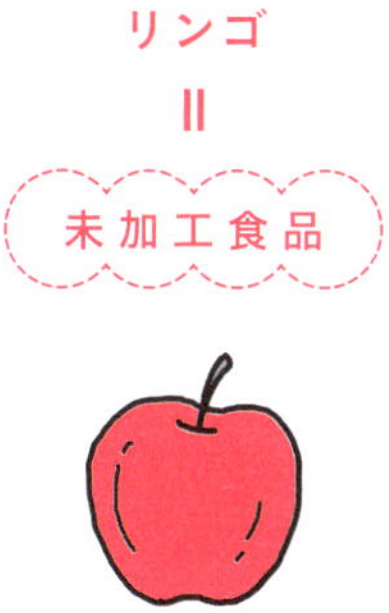

果物や野菜を調理すると、さまざまな栄養が失われる。リンゴの果肉や皮にも多くの栄養がつまっており、その量はアップルパイより多い。

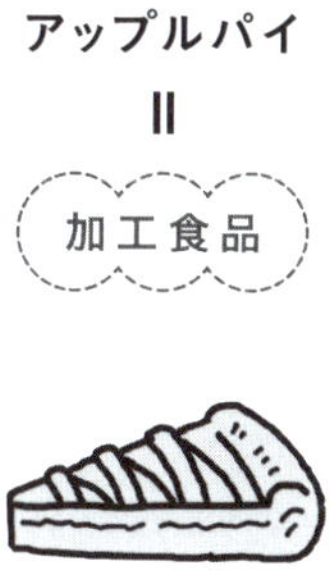

加工食品は低血糖や栄養不足の元。脳が心をコントロールしきれなくなり、キレたりムカついたりしやすくなる。

加工食品はおいしくて手軽なものが多いが、栄養面を考えて、できるだけ加工する前の食品を食べるようにしたい。

最近、子どもからお年寄りまで、キレる人が増えているといわれています。キレる理由は人それぞれでしょうが、血糖値が下がり、アドレナリンが大量に出ているときにキレやすくなります。

低血糖は食事が糖質に偏り、栄養不足になると起こりやすい症状。低血糖や栄養不足に陥ると、脳が心をコントロールできなくなってしまいます。

ファストフードやインスタント食品などの加工食品ばかり食べていると、低血糖や栄養不足になる危険性が増すので、素材をそのまま生かした食品も積極的にとるようにしましょう。

たとえば、アップルパイではなくリンゴを食べるのです。加工前のリンゴの果肉や皮には、アップルパイより多くの栄養がつまっています。

チョコレートに入っているGABAではストレスを解消できないかもしれない

Point

- GABAは神経伝達物質のひとつ。ストレスをやわらげたり、リラックス効果があるとされている。
- GABAは脳の関所を通過できず、チョコレートのGABAが脳内のGABAになるかどうかもわからない。
- リラックスしたいならカツオ節をとるほうが確実かも。

GABAが効くしくみ

GABAにはドーパミンの分泌を抑制する効果があり、摂取するとストレスをやわらげたり、リラックスできるといわれている。

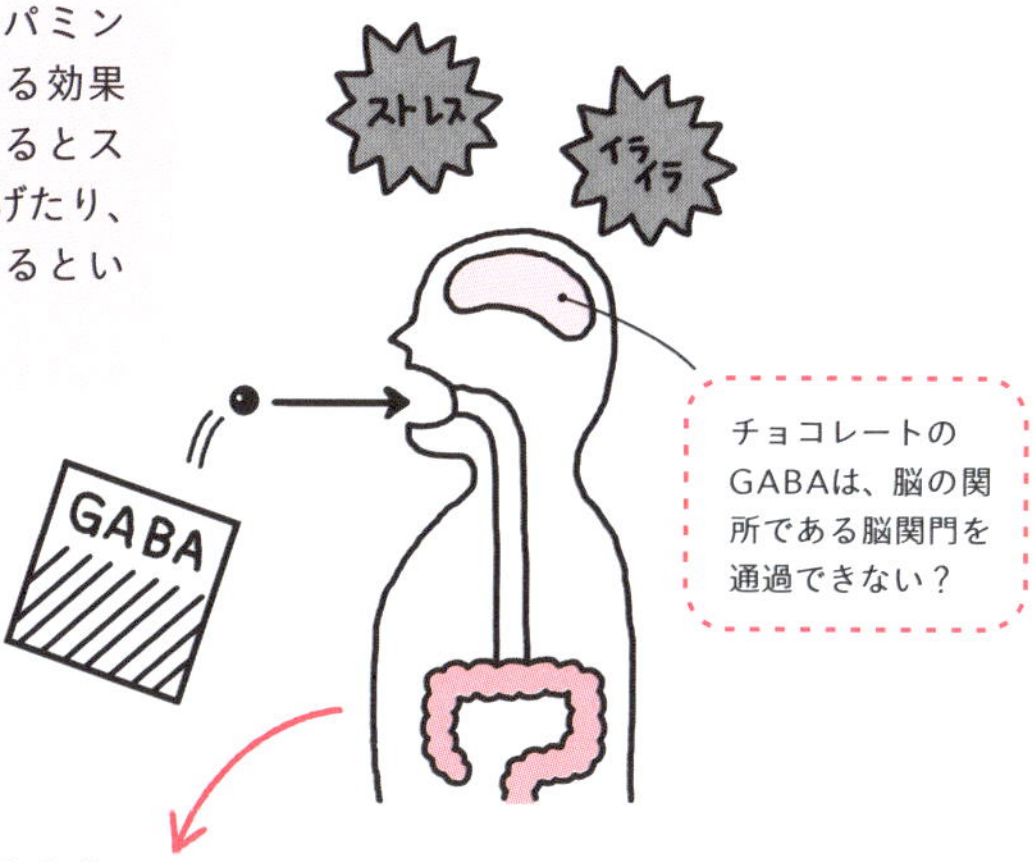

胃で消化された後、GABAになるかどうかわからない？

GABAはストレス対策として一般化しているが、チョコレート、アメ、コーヒー、醤油などGABA配合食品は本当に効果があるのかと疑問視する声もある。

GABA（ギャバ）配合のチョコレートやサプリメントがすっかり市民権を得ています。GABAとは、脳で人間の感情をコントロールしている神経伝達物質のひとつ。イライラの原因になるドーパミンという神経伝達物質の分泌を抑制してくれるといわれています。でも、チョコレートに入っているGABAの効果は過信しないほうがいいかもしれません。

実はチョコレートのGABAは、脳の関所である脳関門を通過できません。また、そもそもGABAはアミノ酸の一種なので胃で消化され、さらにバラバラに分解されてから腸で吸収されるので、体内でGABAの材料になるかはわからないのです。リラックスしたいならGABAの材料であるグルタミンが多く含まれているカツオ節でとった出汁などをとるほうがいいのではないでしょうか。

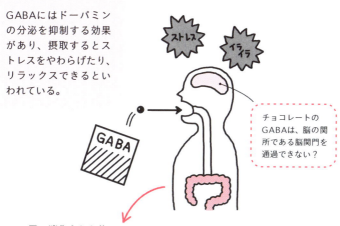

Part 4のおさらい

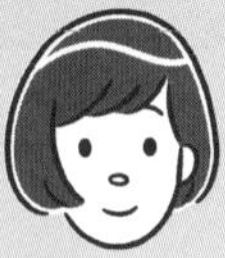

- 朝のコーヒーは副腎によくない。朝は甘酒を飲むといい
- コーヒーを飲むなら9時以降にすると、だるさを感じにくくなる
- ミネラルたっぷりの天然塩をとると、寝つきの悪さが改善される
- エビやカニなどに含まれているグリシンが睡眠の質をよくする
- ミネラルバランスが崩れると足をつりやすくなる。にがり入りの水で改善を
- 糖質の多い食事をとると、食後、睡魔に襲われる
- オナラがクサい場合、キウイを食べるとニオイを抑えられる
- ビタミンAが足りないと、暗い場所で目が見えにくくなる。
- 栄養バランスのいい食事をしていれば、冷え性も恐くない。

- [x] 玄米食を続けていると、冷え性になることがある
- [x] 魚の血合いは見た目もニオイも強烈だが、
鉄を豊富に含んでいる
- [x] 食欲がないときには、
消化酵素の豊富なダイコンを一緒に食べたい
- [x] アルコールは味覚を鈍らせる。おつまみを工夫しよう
- [x] 食事の順番を考えると、血糖値が上がりにくくなる
- [x] カンジダ菌のせいで甘いものがたくさん食べたくなる
- [x] スポーツドリンクは運動する人のもの。
運動しないなら飲まない
- [x] 加工食品ばかり食べていると、キレやすい人になる
- [x] GABAでストレス解消できるかどうかは、
よくわかっていない

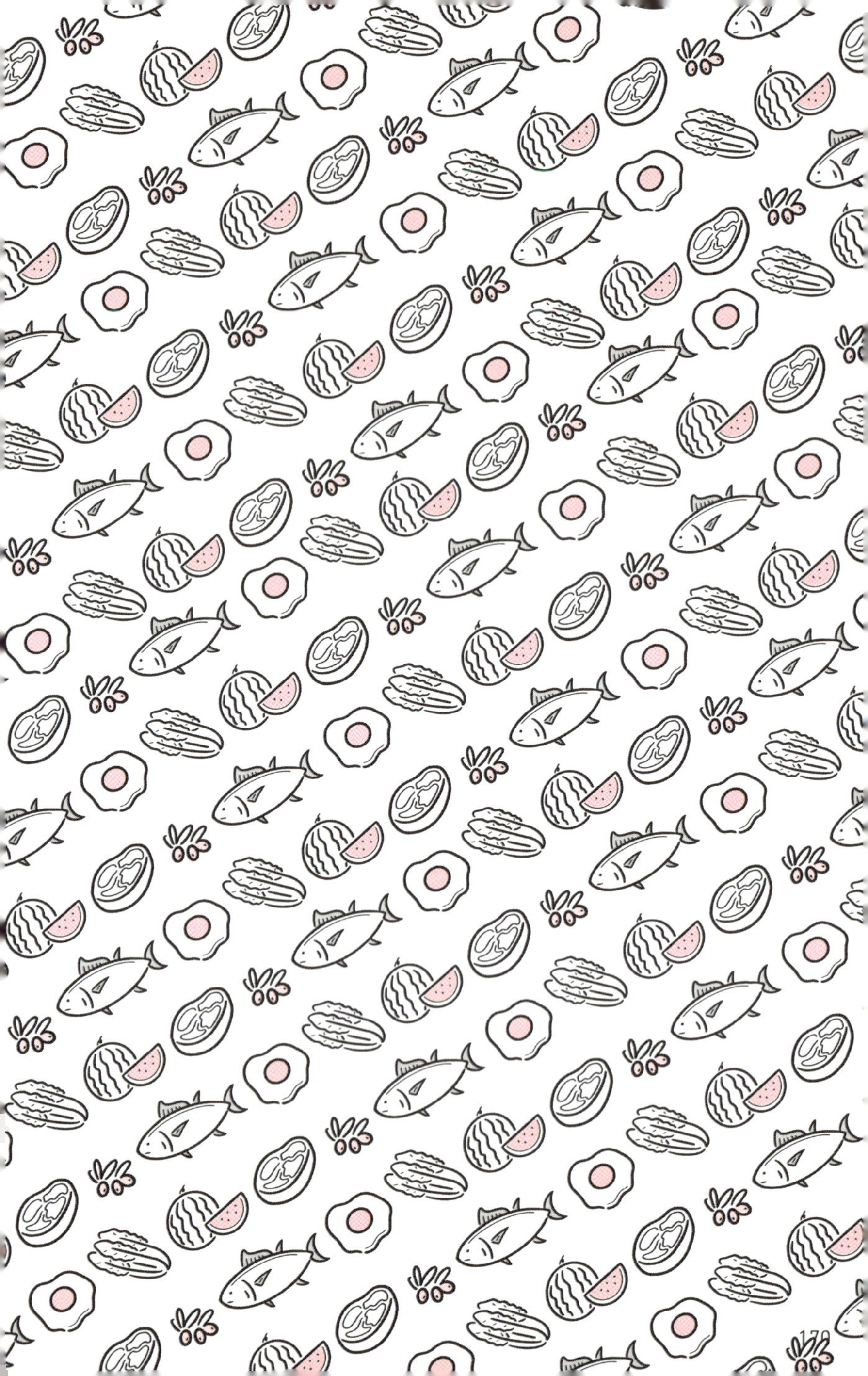

Part 5

素敵なママになれる食べ方

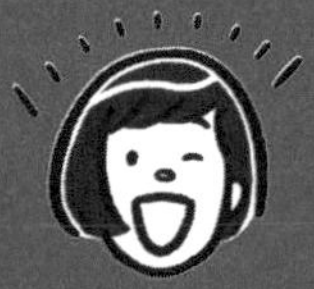

彼氏を〝元気〟にしたいなら、ヒヨコ豆を食べさせてみよう

Point

- 亜鉛不足になると、男性の性的な機能が低下するといわれている。
- ヒヨコ豆は亜鉛の含有量が高く、サラダにすれば彼氏に抵抗なく食べてもらえる。

亜鉛はセックスミネラル

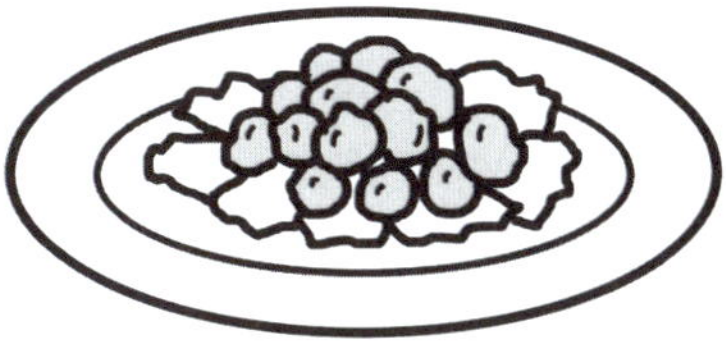

男性の亜鉛不足は勃起不全の原因のひとつ。ヒヨコ豆は「セックスミネララル」と呼ばれる亜鉛が豊富な食品で、熱湯でサッとゆでるだけでおいしいサラダを作ることができる。

男性にとって性欲低下や勃起不全（ED）は、精神的にかなりこたえます。もし彼氏がそうなってしまったら、やさしくしてあげると同時に食生活でサポートしてあげましょう。亜鉛を多く含んでいる食品を、たくさん食べさせてあげるのです。

実は亜鉛はアメリカで「セックスミネラル」と呼ばれている栄養素で、亜鉛不足になると性的な機能が低下するといわれています。亜鉛だけで精力が回復するとは必ずしもいえませんが、試す価値はありそうです。

おすすめのメニューは、ヒヨコ豆のサラダ。ヒヨコ豆は炭水化物、タンパク質に加え、亜鉛の含有量が高いことで知られています。

精力回復のためにウナギやニンニクを出すのはなんとなく気がひけるという人も、ヒヨコ豆のサラダなら抵抗なく食べてもらえるのではないでしょうか。

お腹の赤ちゃんの発育のために、葉酸を積極的にとろう

Point

- 葉酸は妊活中〜妊娠初期に欠かすことのできない栄養素。不足すると胎児の健康的な成長に影響するといわれている。
- 葉酸は野菜や果物に含まれているが、水に溶けやすく、熱で破壊されてしまうため、食べ方に工夫がいる。

葉酸は「赤ちゃんのビタミン」

別名「赤ちゃんのビタミン」。胎児の健全な発育を支える。

葉酸を多く含んでいる食品

- **レバー**
- **ホウレン草**
- **モロヘイヤ**
- **枝豆**
- **ブロッコリー**
- **春菊**
- **アスパラガス**
- **ウナギ（肝）など**

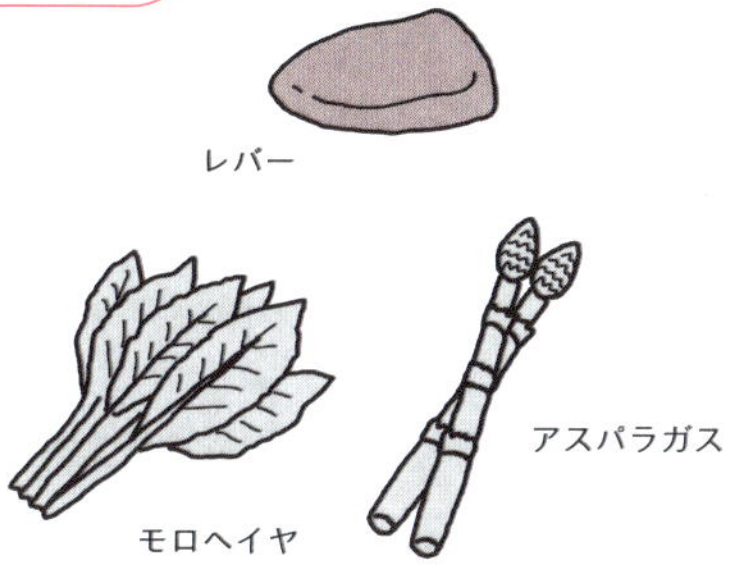

葉酸をとるときの注意点

葉酸は水に溶けやすく、熱で破壊されてしまう。加熱するなら、できるだけ短時間ですませる。

※葉酸は妊娠初期に最も重要な栄養素のひとつ。妊娠初期、母体に十分な葉酸がないと、胎児の神経管の先天異常リスクが高まるなどといわれている。

妊活中〜妊娠初期にしっかりとっておきたい栄養素のひとつが、ビタミンB群のひとつである葉酸です。細胞の分化に欠かせない栄養素で、これを十分にとれているかどうかが、胎児の健康的な成長に影響するといわれています。

葉酸がたくさん含まれている食品は肉ならレバー、緑黄色野菜ならホウレン草やブロッコリー、枝豆などです。ただし、葉酸は水に溶けやすく、熱で破壊されてしまうため、食べ方を考えなければいけません。

たとえば、春菊とマンゴーのクルミ和えがおすすめメニューです。クルミに入っているDHAやEPAが血流をよくし、春菊とマンゴーの葉酸を胎児までスムーズに届けることができます。

妊娠中は、胎児のために鉄をためよう

Point

- 妊娠中の女性が必要とする鉄の量は、通常の約2倍。そのため鉄不足になりがちな傾向がある。
- 出産を考えているのなら、ふだんから意識的に鉄をとるようにしたい。
- レバーなど鉄の豊富な食品、サプリメント、鉄製の調理器具など、いろいろな方法で鉄をとるといい。

出産前後に鉄不足が招く症状

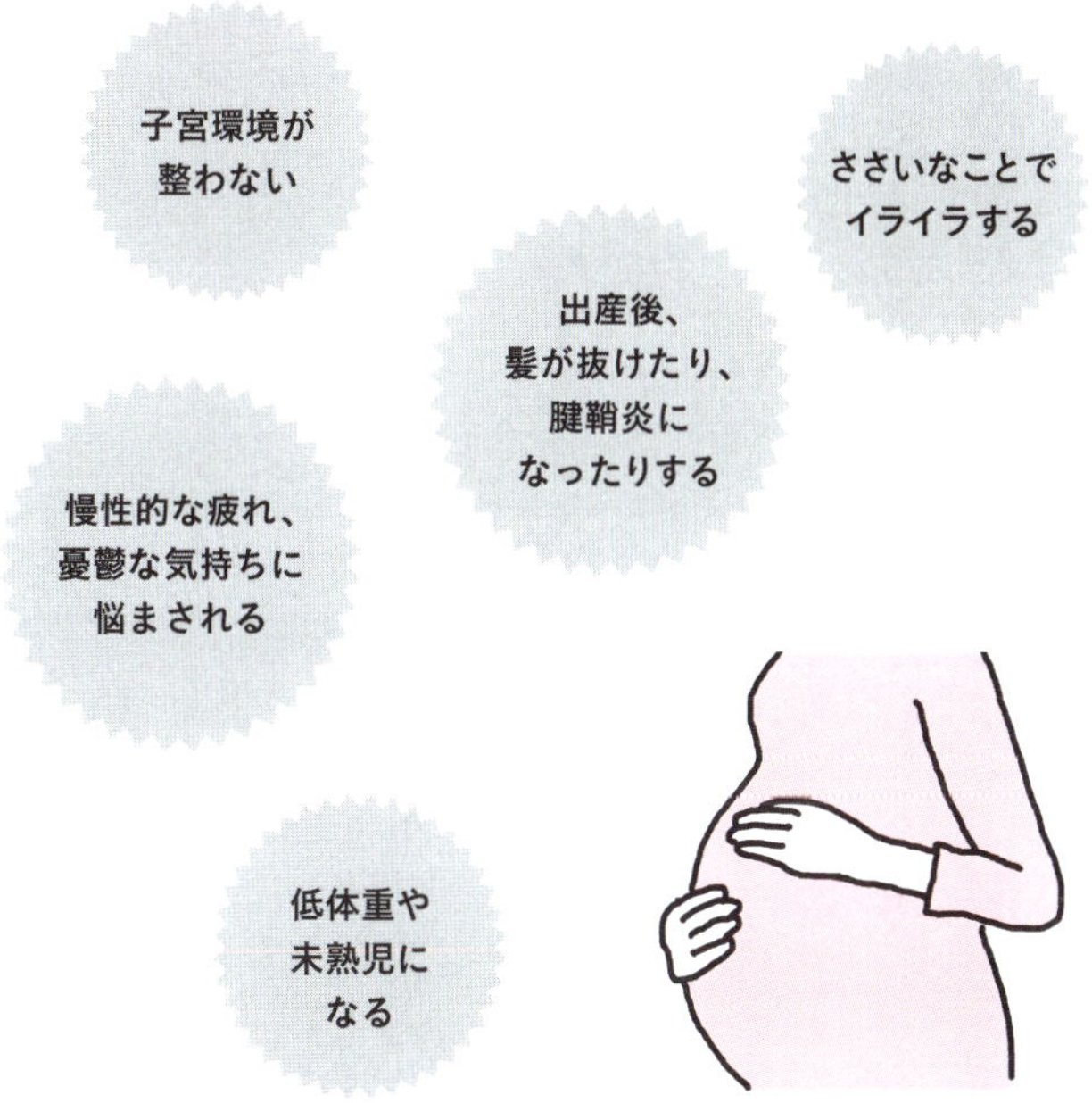
子宮環境が整わない
ささいなことでイライラする
出産後、髪が抜けたり、腱鞘炎になったりする
慢性的な疲れ、憂鬱な気持ちに悩まされる
低体重や未熟児になる

妊娠中の女性は、鉄が不足しがちです。自分のカラダのためだけではなく、胎児のためにも鉄を必要とするからです。

妊婦さんの鉄の必要量は妊娠前の倍近く。これをまかなうには、ふだんから鉄を十分にためておかなければなりません。

鉄の貯蔵が足りないと、胎児にとって居心地のいい子宮環境にならないし、鉄不足のまま出産してしまうと低体重や未熟児になってしまうこともあります。

妊婦さんも、妊娠中・出産後の慢性的な疲れや憂鬱な気持ちに悩まされたりします。

レバーなど鉄の豊富な食品を意識してとるほか、サプリメントで不足分を補ったり、鉄製の調理器具を使うなどして、鉄をどんどんとるようにしましょう。

育児中の腱鞘炎《けんしょうえん》は、アボカドを食べて予防する

Point

- 手首の腱鞘炎は、育児ママの悩みのひとつ。
- 赤ちゃんを抱っこする際、手首の軟骨などに負担がかかって炎症が起こり、痛みで抱っこできなくなることも。
- アボカドには軟骨のすり減りを防ぐなど、腱鞘炎の予防するはたらきがある。育児中の女性は、週に3～4個を目標に食べるといい。

アボカドが腱鞘炎から守ってくれる

アボカドは**「森のバター」**とも称される栄養豊富な果物。軟骨のすり減りを防ぎ、傷ついた軟骨を修復するちからもある。

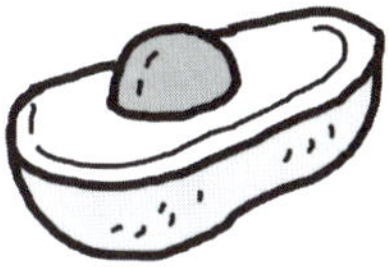

週に3〜4個を食べるといい。大豆油と一緒にとると、大豆に含まれているASUとの相乗効果が期待できる。

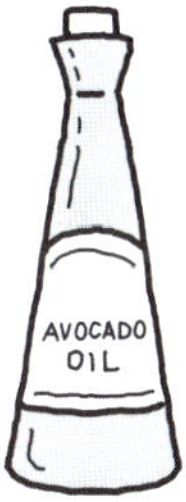

アボカドオイルはアボカドに含まれている栄養を手軽にとれる。精製されていないものがおすすめ。

育児中、手首の腱鞘炎に悩まされる女性が多くいます。赤ちゃんを抱っこする際に、手首の軟骨やその周辺に負担がかかり、炎症を起こしてしまうのです。

育児慣れしていない、新米のママほどなりやすいといわれています。

この症状を予防するためにおすすめしたいのが、『森のバター』と呼ばれるアボカドです。アボカドの成分であるアボカド大豆不鹸化物（ASU）には、軟骨のすり減りを防ぎ、傷ついた軟骨を修復してくれるはたらきがあります。

赤ちゃんを抱っこするのが辛くならないように、日頃からアボカドを食べるようにしましょう。

目標は週に3〜4個。手軽にとりたいならアボカドオイルもおすすめです。

ツナ缶を食べる子どもは夜泣きが少ない

Point

- 子どもの夜泣きの原因のひとつは栄養不足。栄養不足になると、睡眠を誘発するメラトニンが作れず、睡眠の質が悪くなって夜中に泣き出す。
- メラトニンの合成に作用するビタミンB6とナイアシンを子どもにとらせたい。
- ビタミンB6とナイアシンは、カツオとマグロに多く含まれている

ツナ缶で親子ともども安眠を

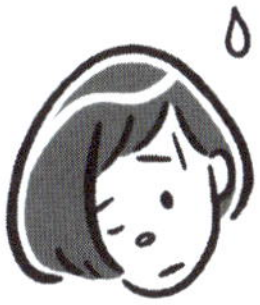

夜泣きが大変！

ツナ缶食べさせようかな

ビタミンB6とナイアシンが足りず、脳内でメラトニンが作れないと睡眠の質が悪化。夜泣きの原因になる。

ビタミンB6とナイアシンをどちらも豊富に含んでいるのはマグロやカツオ。小さな子どもにはツナ缶がぴったり。

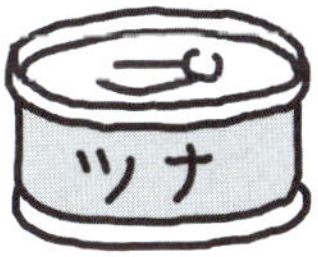

毎夜繰り返される子どもの夜泣き。夜泣きにはこれといった解決策もなく、親としては寝不足になってしまい困ります。

でも、夜泣きには原因があります。そのひとつが栄養不足。

十分な栄養を得られないと、脳内で睡眠を誘発するメラトニンが十分合成されません。その結果、睡眠の質が悪くなり、怖い夢を見たりして泣き出しまうのです。小児の不眠についても同じ原因が考えられます。

そこで注目したいのが、ビタミンB6とナイアシンという栄養素です。これらは脳内でメラトニンが合成される際に作用します。

メラトニンができれば精神が安定し、睡眠などの生体リズムも整えられるというわけです。どちらもカツオとマグロに多く含まれているので、子どもに食べさせてみましょう。

子どもを高身長にしたいなら、タンパク質と一緒に亜鉛をとらせる

Point

- 人間の背がいちばん伸びるのは、2～6歳の4年間。
- カルシウムは骨を丈夫にする栄養素で、骨を成長させるのはタンパク質の役目。
- タンパク質とともに亜鉛を一緒にとると、骨の成長が促される。
- パルメザンチーズオムレツがおすすめのメニュー。

骨が成長するしくみ

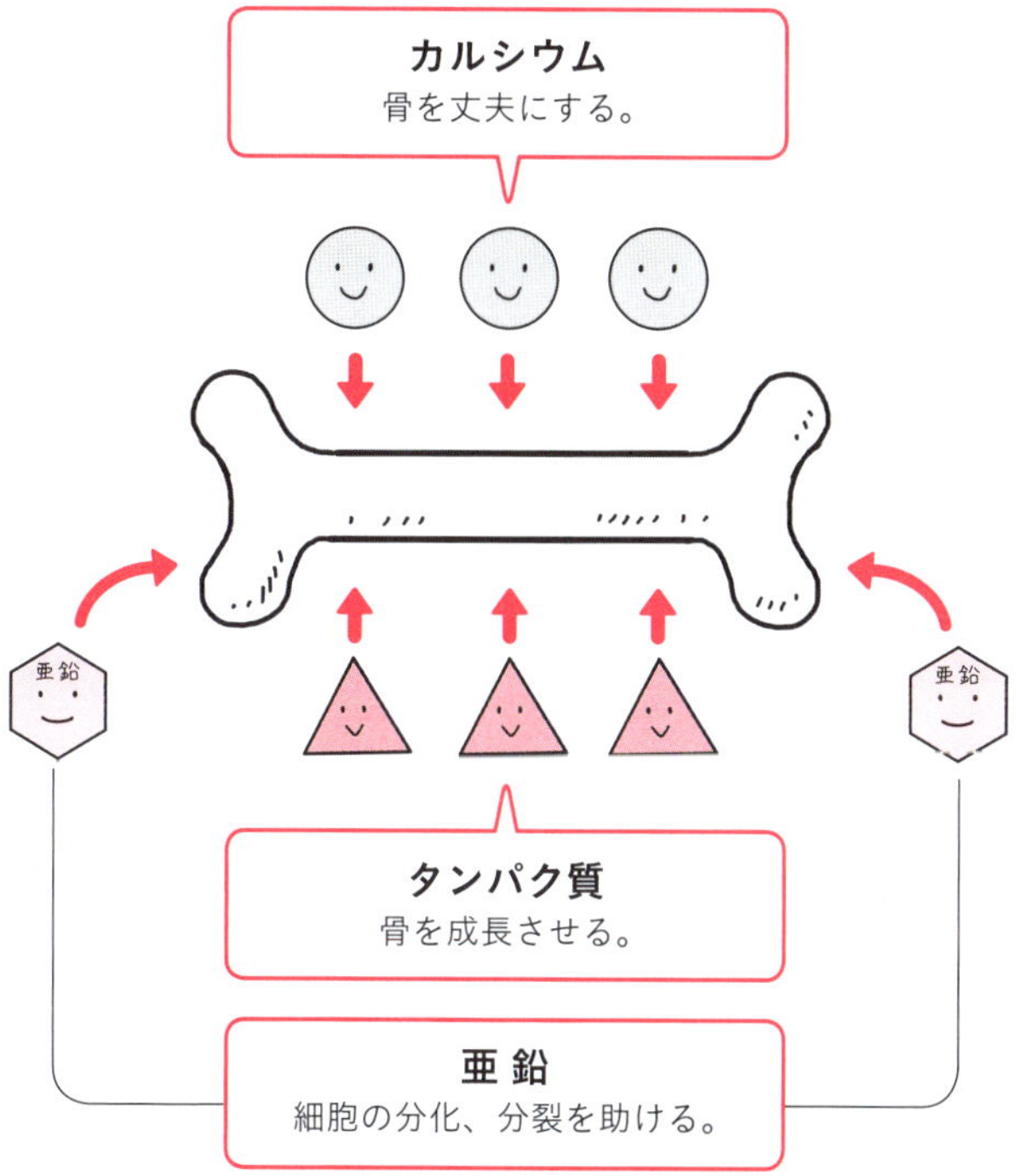
カルシウム
骨を丈夫にする。
亜鉛
亜鉛
タンパク質
骨を成長させる。
亜鉛
細胞の分化、分裂を助ける。

身長は遺伝だけでなく、生まれてからの環境にも左右されます。その中でも、食生活は極めて重要な要素です。

人間の背がいちばん伸びるのは、2〜6歳の4年間だといわれています。そもそも背が伸びるとは、骨が伸びるということ。骨といえばカルシウムですが、カルシウムは骨を丈夫にする栄養素で、骨を成長させるにはタンパク質が必要になります。

つまり、2〜6歳の間にタンパク質をどれだけとれるかが、高身長になれるかどうかのカギになるのです。

コツはタンパク質とともに亜鉛を一緒にとること。具体的なメニューとしては、パルメザンチーズオムレツはどうでしょう。卵でタンパク質がたっぷりとれ、パルメザンチーズで亜鉛、さらにカルシウムがとれます。

Part 5 のおさらい

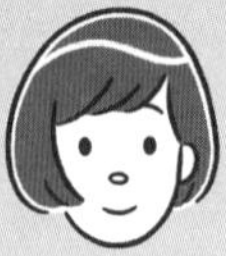

- 亜鉛の豊富なヒヨコ豆を食べると、男性機能が回復するといわれる
- 胎児の発育のためには、葉酸が必要
- 胎児の発育ためには、鉄も必要。できるだけ、カラダにためておきたい
- 育児中の腱鞘炎は、アボカドを食べると予防になる
- 栄養バランスがよく睡眠の質がいい子どもは、夜泣きしにくい
- タンパク質と一緒に亜鉛をとると、子どもを高身長になる可能性が高まる

さくいん

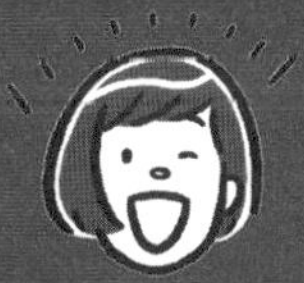

病気・症状から調べる

食品から調べる

おわりに

かつて、お腹いっぱい食べられさえすれば、どんな食事でもいいという時代がありました。

現代は食物があふれる時代ですが、食べ方を知らないために、カラダや心のトラブルを抱える人が増えました。

これからは考えて食べる時代ではないでしょうか。栄養とカラダやココロの関係を理解して食べる時代がやってきました。

この本が、そんな時代を生きる道しるべとなりますように。

杉山　明美

参考文献

『分子整合栄養学概論』上・下巻　金子雅俊（分子栄養学研究所）
『低血糖症と精神疾患治療の手引』柏崎良子（株式会社ヨーゼフ）
『栄養医学ガイドブック』柏崎良子（株式会社ヨーゼフ）
『心と脳の不調は副腎ケアで整える』本間良子　本間龍介（祥伝社黄金文庫）
『スポーツ栄養学』寺田新（東京大学出版会）
『ジムに通う人の栄養学』岡村博嗣（講談社）

その他、多数の書籍・ホームページなどを参考にさせていただきました。

●著者紹介

杉山明美（すぎやまあけみ）

1965年、神奈川県生まれ。東海大学卒業後、87年にNECレッドロケッツに入団し、Vリーグ優勝のほか各個人賞を受賞。2年目からは全日本にも選出され、ソウルオリンピック出場を果たす。97年の現役引退後、早稲田大学スポーツ科学学術院修了。現在は法政大学講師、NHKバレーボール解説、執筆活動など多方面で活躍する一方、栄養コンサルタントとしてオリンピック選手からスポーツ少年団に至るまで、さまざまな世代・種目の選手をサポートしている。

カバーイラスト	つまようじ（京田クリエーション）
カバー・本文デザイン	柿沼みさと
本文イラスト（人物）	つまようじ（京田クリエーション）
本文イラスト（静物）	新井博之
編集協力	ロム・インターナショナル
編 集	田口 卓（徳間書店）

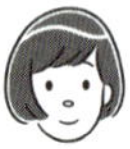

不調女子のカラダよろこぶ
栄養BOOK

第1刷　2019年3月31日

著者　杉山明美

発行者　平野健一
発行所　株式会社 徳間書店
〒141-8202
東京都品川区上大崎3-1-1
目黒セントラルスクエア
電　話　編集 03-5403-4350
販売 049-293-5521
振　替　00140-0-44392

印刷・製本　株式会社廣済堂

ISBN 978-4-19-864811-4